二十年
妇科临证体悟

◆ 周艳艳 编著

全国百佳图书出版单位
中国中医药出版社
·北京·

图书在版编目（CIP）数据

二十年妇科临证体悟 / 周艳艳编著. -- 北京：中国中医药出版社，2025．5
ISBN 978-7-5132-9428-7

Ⅰ．R271.1

中国国家版本馆 CIP 数据核字第 2025614ZS8 号

中国中医药出版社出版

北京经济技术开发区科创十三街 31 号院二区 8 号楼
邮政编码　100176
传真　010-64405721
河北新华第二印刷有限责任公司印刷
各地新华书店经销

开本 880×1230　1/32　印张 5.75　字数 144 千字
2025 年 5 月第 1 版　2025 年 5 月第 1 次印刷
书号　ISBN 978-7-5132-9428-7

定价　29.00 元
网址　www.cptcm.com

服 务 热 线　010-64405510
购 书 热 线　010-89535836
维 权 打 假　010-64405753

微信服务号　zgzyycbs
微商城网址　https://kdt.im/LIdUGr
官方微博　http://e.weibo.com/cptcm
天猫旗舰店网址　https://zgzyycbs.tmall.com

如有印装质量问题请与本社出版部联系（010-64405510）
版权专有　侵权必究

周艳艳教授简介

周艳艳，女，中医学博士后，博士研究生导师，河南省中医院（河南中医药大学第二附属医院）主任医师。硕士、博士分别师从河南省名中医褚玉霞教授和国家级名中医尤昭玲教授学习中医药诊治妇科疑难杂病，博士后师从徐江雁教授从事文献整理工作。

现为中华中医药学会妇科分会常务委员，中国中医药信息学会常务理事，世界中医药学会联合会妇科专业委员会常务理事，河南省中医药学会妇科分会青年副主任委员兼秘书，河南省中西医结合学会妇科分会副主任委员，河南省中西医结合学会微创分会常务委员，河南省第三批青苗人才指导老师，河南省中医重点学科（专科）学术带头人，河南省中医药拔尖人才，仲景书院第一期优秀传人，《湖南中医药大学学报》及《中医药导报》审稿专家。

20年来，一直从事中医妇科临床、科研、教学工作，主要学术经验有：①基于中医经典理论的认识：以"阳化气，阴成形"为理论基础，认为妇科癥瘕的发生在于阳气虚气化不足，无形之阴形成太过，创立"癥瘕活血方"治疗子宫肌瘤、卵巢囊肿等癥瘕类疾病；以"诸寒收引，皆属于肾""少阴寒化"理论为基础，创立"附子汤合方"治疗寒湿凝滞型原发性痛经；以"血瘀"理论为基础，创立"内异方"治疗气滞瘀毒型子宫内膜异位症。②基于经方的认识：以百合地黄汤、二仙汤、甘麦大枣汤及天麻钩藤饮加减而成益坤汤,以滋肾助阳、养血平肝、宁心安神法治疗卵巢功能下降类疾病;以黄元御"一气周流"学说为基础,应用温经汤加减治疗冲任虚寒而兼有血瘀的多种妇科疾患;以葛根汤合当归散为基础,创立"消囊调经汤",治疗气滞湿瘀型多囊卵巢综合征。③中西融合方面:以"两步四期法"为基础,注重孕前孕后调理,结合月经周期治疗女性不孕症及滑胎,运用中医药调治崩漏、盆腔炎性疾病、输卵管阻塞性不孕症、胚胎停育、卵巢早衰、围绝经期综合征及各种流产,积累了丰富的经验。

  主持中华中医药学会指南编写1项,作为主要完成人参与国家中医药管理局古籍文献《崩漏》一书的挖掘出版项目,主持参与省自然基金及相关课题23项,出版专著20部,获科研成果7项,发表论文78篇,培养研究生18名。

尤 序

中医妇科学有着几千年的历史，是中华民族璀璨的瑰宝，为人类的繁衍做出了杰出的贡献。研岐黄之术，施仁爱之心，乃医者之美德。传承前人经验，发展今之中医学术，是当今中医人之重任。

学生艳艳从事中医妇科临床二十载，通过不断地跟师学习，博采导师之思想，积累了丰富的临床经验，治疗妇科疾病效果显著，愈人无数。同时教书育人，临床带教，甘为人梯，培养了众多优秀的中医人才。

妇女之疾有经、带、胎、产、杂之分，病情复杂，常曲隐难尽，故而临证时问诊详尽、谨察病因尤为重要。艳艳从医二十年的所思、所悟、所研，皆体现在《二十年妇科临证体悟》一书中。著作融继承、创新、实用于一体，对妇科疑难病见解独到，不乏古方新用、触类旁通之例，结合现代医学认识，丰富了治疗手段，提高了临床疗效，颇具学术价值。

期待此书的出版能为中医妇科学的发展增砖添瓦，同时为医学同道的学习研究提供借鉴，初学者可由此开阔学术眼界，临证多年者亦可借鉴良多，造福更多的患者。

今逢书成之际，喜年轻一代之作为，故乐为之序。

全国名中医 尤昭玲

乙巳年戊寅月丙辰日于长沙

褚 序

中医妇科专著，自陈良甫《妇人大全良方》之后，代不乏人，这些著作对树立中医妇科人的自信，弘扬中医妇科学术，做出了不可磨灭的贡献，令中医学大放异彩。

我的学生周艳艳，乃河南省中医院（河南中医药大学第二附属医院）教授、主任医师、博士研究生导师。艳艳教授敏而好学，勤求古训，博采众长。从业伊始，即向前辈同仁虚心求教，受益良多，并通过自己的努力，成为同辈之中的佼佼者。

艳艳教授从医至今，始终活跃在临床一线，在中医妇科医、教、研方面执着耕耘，坚持知行合一，以"大医精诚"为目标，秉承经典，勇于探索，中西医结合，明诊断，析病机，遣方用药，每获佳效，深受广大患者赞誉。艳艳教授在繁忙的诊务、教务、研务之余，勤于笔耕，善于总结，于成功的病案之中找亮点，于失败的病案中找不足，积少成多，聚沙成塔，集二十年临床经验，写成《二十年妇科临证体悟》一书。"弟子不必不如师，师不必贤于弟子"，青出于蓝。该书即将付梓，作为老师，我甚感欣慰，可喜可贺。

艳艳教授治学严谨，医术精湛，这在她的著作中多有体现。余阅之，赞其继承而不泥古，创新而不离宗，衷中参西，唯求实用，是难得的临床参考书，对启迪后学，传承中医学术具有重要意义。有感于兹，故乐以为序。

褚玉霞
2025年2月于补拙书屋

编写说明

中医妇科学源远流长，底蕴深厚，从古代医家对女性生理、疾病的认知，到现代医学借助前沿技术实现对妇科病症的精准诊断与治疗，每一步跨越都凝聚着历代医学先辈的智慧结晶与辛勤汗水。即便在当下医学技术飞速发展的时代，临床经验在妇科诊疗过程中仍具有不可替代的作用。

行医二十年，对中医学进行了不少临床思考，在妇科临床方面积累了些许经验，我将这些体悟进行梳理与呈现，而成这本小书，期待让初学中医的医务人员有所借鉴，让有一定经验的医务人员有所启发。

成书之路异常辛苦，在繁重的临床工作之余，悉心整理多年积攒的病例资料，对每一个成功病例的诊疗思路深度剖析，对诊疗过程中遭遇的问题与挑战进行反复复盘总结。初稿完成后，又进行多次审稿和修改，以确保每一节的内容都言之有物。

在编排上，本书分为两部分。第一部分为医论篇，主要是本人对疾病诊治的理解，也是我临证思路的体现。第二部分为病证篇，包括经、带、胎、产、杂共30种疾病，载录了大量真实病例，并示以辨证思路。在二十年的临床实践中，我带领的医疗团队成功治愈众多妇科疑难病症患者，极大改善了患者生活质量。在学术研究方面，提出的部分治疗理念与方法在业内得到认可。这些成果均在本书中都得以体现。

在本书编写过程中，得到了我的导师褚玉霞教授、尤昭玲教授的悉心指导，并赐序，得到了我的同事们及学生们的积极协助与大力支持，在此一并感谢。

书将付梓,略陈数语。尽管心之所向高远,奈能力及学识所限,书中不足或偏颇之处望不吝斧正,以便再版时修订提高。

周艳艳
2025年3月

目 录

上篇 医论篇

第一节 对月经产生的认识 …………………………… 002
第二节 五张处方 …………………………… 005
第三节 析胎漏、胎动不安 …………………………… 006
第四节 调理妇科病服药法 …………………………… 007
第五节 妇科病的异病同治 …………………………… 008
第六节 关于疑难疾病的处理 …………………………… 009
第七节 妇科临证用经方 …………………………… 013
第八节 从妇科看中西医结合 …………………………… 014
第九节 疲劳乏力责之肝 …………………………… 015
第十节 肝肾同治定经汤 …………………………… 015
第十一节 调畅气机良方温经汤 …………………………… 017

下篇 病证篇

第一节 月经先期 …………………………… 020
第二节 月经后期 …………………………… 025
第三节 月经先后不定期 …………………………… 031
第四节 月经过少 …………………………… 035
第五节 经期延长 …………………………… 040
第六节 经间期出血 …………………………… 045

第七节　痛经 …………………………………………049
第八节　闭经 …………………………………………054
第九节　崩漏 …………………………………………058
第十节　多囊卵巢综合征 ……………………………066
第十一节　经行发热 …………………………………072
第十二节　绝经前后诸证 ……………………………076
第十三节　带下过多 …………………………………079
第十四节　妊娠恶阻 …………………………………084
第十五节　胎漏、胎动不安 …………………………088
第十六节　异位妊娠 …………………………………093
第十七节　子嗽 ………………………………………098
第十八节　滑胎 ………………………………………102
第十九节　产后身痛 …………………………………109
第二十节　产后发热 …………………………………113
第二十一节　产后腹痛 ………………………………118
第二十二节　产后恶露不绝 …………………………122
第二十三节　产后缺乳 ………………………………127
第二十四节　产后情志异常 …………………………131
第二十五节　盆腔炎性疾病 …………………………136
第二十六节　排卵障碍性不孕症 ……………………141
第二十七节　输卵管阻塞性不孕症 …………………150
第二十八节　子宫肌瘤 ………………………………158
第二十九节　子宫内膜息肉 …………………………164
第三十节　子宫内膜异位症 …………………………169
附　中英文术语对照表 ………………………………174

上 篇

医 论 篇

第一节　对月经产生的认识

月经是女性性成熟的重要标志,月经期、量、色、质、味的正常是机体气血充盛、脏腑安和、经络通畅的外在表现。谈到月经来潮,大家耳熟能详的是《素问·上古天真论》记载:"女子七岁,肾气盛,齿更发长;二七而天癸至,任脉通,太冲脉盛,月事以时下,故有子。"关于月经之产生,教材上讲它是女子发育到成熟的年龄阶段后,脏腑、天癸、气血、经络协调作用于胞宫的生理现象。

月经是胞宫依时由满而溢出的生理现象,表现在胞宫,月经的物质基础是血,而胞宫并无生血的功能,那么月经是如何产生呢?我们教材上讲"月经的产生是脏腑、天癸、气血、经络协调作用于胞宫产生的",那么四者如何协调,才能使女性月经正常来潮呢?

月经的物质基础是脏腑所藏之血,而这些有形之血要通过经络下聚于胞宫依时溢出产生月经,因此月经的正常来潮取决于"血"的"生成"和"运行"。

血的生成,与脏腑有关,血是由脏腑产生的。其中肾为先天之本,主藏精,为冲任之本、气血之根。"血之源头在于肾","血之根,肾中之真阴也"。肾与脑髓相通,主宰人体的一切生命活动,包括月经的产生与调节,肾为五脏阴阳之本。总之,肾通过多渠道、多层次、多位点对月经的产生发挥主导作用,所以傅青主有"经水出诸肾"之说;肝为藏血之脏,主疏泄,体阴而用阳,具有贮存与调节血液、疏导气机的作用,喜条达而恶抑郁。肝为血脏,冲脉为血海,同时,肝在血的生成中也扮演着重要角色，如《素问·六节藏象论》所言："肝……其充在筋，心以生血气。"肾主封藏，肝主疏泄，肝肾和调，则胞宫藏泻有序，月经正常；脾胃为后天之本、气血生化之源。脾胃转输的水谷精微是化生营血的基础物质之一，血的生成则由脾胃运化的水谷精微在心阳的温煦下生成，即"中焦取汁，奉心化赤以为血"，这些水谷精微一部分充养肾精，并维持各脏腑功能的正常发挥，另一部分通过经络输注胞宫，为胞宫的生殖功能提供保障，并成为月经的来源。《妇人规·经脉之本》云："故月经之本，所重在冲脉，所重在胃气，所重在心脾，生化之源耳。"《女科经纶》引程若水之言："妇人经水与乳，俱由脾胃所生。"均说明脾胃对女性生殖生理具有重要作用；血的生成与肺也有关系，正如《内经》所云："中焦亦并胃中，出上焦之后，此所受气者，泌糟粕，蒸津液，化其精微，上注于肺脉乃化而为血，以奉生身，莫贵于此。"所以，肾、肝、脾、心、肺功能正常，血之化源充足，肝贮藏血液，这是月经产生的前提和必要条件。

月经的产生，即肝藏血与肝所藏之血如何到达胞宫成为月经血并使胞宫由空虚到满盈而溢泻的过程。血来源于水谷精微，生化于脾而藏受于肝，肝主藏血，肝有贮藏血液的作用，即人体多余的血由肝来贮藏，而肝的藏血作用与肝主疏泄是密不可分的，充沛的气能推动和固摄血液的运行，保证血在脉中正常运行，即"营（血）行脉中，卫（气）行脉外"，气血就像相亲相爱的姐妹，互相帮助，和睦共处。肝主藏血，在经前期（经间期后）人体阴长至重，重阴转阳，这种阳长也表现在阳气的推动作用加强，即气开始推动血并由肝经通过冲、任、督三经下注胞宫，即在肝的疏泄、三焦的气化作用下，推动并固摄肝所藏之血，通过与肝经有络属的督、任脉及冲脉下注于胞宫，如《灵枢·经脉》指出：足厥阴肝之脉，"循股阴，入毛中，过阴器，抵少腹"，与任脉交于曲骨；与督脉"会于颠"，交会于百会；与冲脉会于三阴交。一源三歧即是指督脉、任脉、冲脉共同起源于胞宫，所以肝所藏之血在经潮之前逐渐通过三歧下注于源头——胞宫，胞宫依时由满而溢，则月经按时来潮。

综上所述，脏腑生血，肝之藏血，气血和调（气运血、摄血，血载气），同时依赖冲、任、督三脉与肝经的络属关系，机体将肝所藏之血下注胞宫，胞宫由满而溢，形成月经。当然，在这个过程中，凡是影响血的生成和运行的因素，均可能导致月经的异常。

基于上述认识，我们来思考一下闭经或者月经后期可能的原因。《灵枢·外揣》曰："欲知其内者，当以观乎外；诊于外者，斯以知其内。盖有诸内者，必形诸外。"月经的停闭或异常是机体脏腑功能异常的外在表现。具体来讲，一方面，从血的生成来讲，如果脏腑亏虚，血的生成不足，可能导致月经后期甚至量少等情况，常见的有脾胃虚弱导致的血虚、肝肾亏虚导致的精血不足，抑或因为消耗过多导致血不足，常见的如阴虚内热耗伤阴血。另一方面，是由于血的运行障碍，血行受阻或迟缓所致胞宫不能按时由满而溢，常见的有肝气郁结，气滞则血瘀；寒湿凝滞，血行不畅；痰湿阻滞，湿为阴邪，阻滞血的运行。根据这种思维，大家不仅不必死记硬背辨证分型，遇到患者时具体分析，又可从整体认识患者病机，减少遗漏。

这种基于血的生成和运行来解释月经产生的认识，有助于我们理解脏腑、经络、气血、胞宫之间纷繁复杂的关系，有助于认知月经病产生的病因病机。

第二节　五张处方

我在门诊时，给患者开具的不仅有药物处方，还会有其他处方，包括饮食宜忌、适合的运动方式、情志调畅方法及药膳处方。这是我的第一处方。

许多疾病的发生与饮食关系密切，如妇科疾病中的多囊卵巢综合征，尤其是肥胖型多囊卵巢综合征，可能同时伴胰岛素抵抗，这种情况，体重下降15%左右，一部分患者月经就可以不用药而得到改善。体重下降需要合理的饮食。另外疾病的性质也决定了患者日常生活中的忌口问题，所以，饮食处方必不可少。门诊时，结合患者的体质、所患疾病以及目前疾病所处阶段，我会给予不同饮食处方。这是我的第二张处方。

现代的一些疾病与久坐、缺乏运动有关。中医学认为，"动则生阳，静则养慧"，久坐伤肉，脾主肌肉，久坐会导致脾胃功能下降，脾胃为后天之本，脾虚不能升清，则得赤化血减少。女性以血为本，势必影响月经，出现月经后期、量少甚至影响受孕等，所以运动是必需的。运动有许多类型，但哪些运动适合呢？哪些阶段又不宜运动呢？这些还要根据患者的体质、疾病以及月经周期的不同阶段综合考虑，具体给予指导。这是我的第三张处方。

妇人之生，有余于气，不足于血。妇人以血为本，血不足，肝之用不能得以发挥，容易肝气郁结，气机郁滞，升降出入失序，津液输布失常，痰湿瘀血阻滞胞脉胞络，容易导致疾病产生。"百病多生于气。"女性保持愉悦的心情、恬淡的心态是非常重要的。在门诊中遇到"未见其人，先闻其声"或者"愁眉不展"的女性，其发病多在春季，且常在焦虑抑郁后发生，这些情况下，总以调整心态，保持"志闲而少欲、心安而无惧"的状态为要，所以让患者保持良好的心态，并告知保持良好心态的方法。这是情志调理，也是我的第四张处方。

中医有"药食同源"之说，当然也可以通过"吃"祛除疾病，根据个人体质，通过饮食疗法治疗疾病越来越受到人们的重视。临床上，我会根据患者证候、患者体质以及所患疾病等综合情况，辅助药膳治疗，可以收到事半功倍的效果。病是吃出来的，我们也要想办法，用药膳方法调整阴阳脏腑。这是我的第五张处方。

疾病的治疗，不单单用药物，还可以用饮食、运动、情志、药膳等综合调理，当然，结合中医的针刺、灸法、火罐、推拿等中医适宜技术，既可减少口服药物的疗程，又能增加治疗效果。最重要的还在于通过这种综合治疗，使患者恢复日常生活方式，达到阴平阳秘，阴阳平和。

第三节　析胎漏、胎动不安

孕妇在孕早期阴道出血，或伴腹部下坠、酸痛、腰酸等症状，其原因常为胎漏、胎动不安。孕后胎元寄居于胞宫，血下聚以养胎，胞宫此时当藏而不泄。胞宫既藏精血，则需气以托载固摄，故出血伴腹部下坠者多责之气虚，因气虚而下陷，不能承载胎元。

腹部酸痛何故？酸痛多为虚，为胎元不得血养所致。若隐痛或酸痛，多责之血虚。血虚之源，或脾胃虚弱，或肝肾亏虚，或脾肾两虚，或心脾两虚。

腰酸何故？经云："足少阴……其别者，并经上走于心包，下外贯腰脊。""督脉者，起于少腹……还出别下项，循肩髆内，夹脊，抵腰中。"可见腰部与肾及督脉关系密切，督脉与足少阴之脉皆上行，孕妇腰酸，不外肾与督脉虚弱，无力系胎之故。

胎漏之证，属血证范畴，血者阴也，孕后本应阴血下聚养胎，胞宫当藏之、守之，今阴血不得内守，缘胞宫阳虚内寒，阴血不得内守，抑或气虚无力摄血，然亦有因热者，热为阳邪，易迫血动血。

朱氏云："妇人有孕则碍脾，运化迟而生湿，湿而生热，古人用白术、黄芩为安胎之圣药，盖白术补脾燥湿，黄芩清热故也。"细思之，胎元有碍脾胃运化，湿邪内生，在孕早期此种情况少有，故安胎不必拘泥白术、黄芩。

另有瘀血阻滞胞宫情况。胞宫既为瘀血占据，妨碍胎元寄居，故漏下以拒胎，鸠占鹊巢，毁之（化瘀荡涤）不宜，故宜和法，养血和血，巢安胎居方为上策。

第四节　调理妇科病服药法

月经过少、子宫内膜异位症、子宫腺肌症、反复阴道炎、多囊卵巢综合征、卵巢早衰等慢性疾病需要综合调理，也需时日，对这些患者，我主张每月服七剂药即可。

为什么呢？原因大概有三：其一，妇科疾病大多与月经周期中阴阳气血的消长变化有关，如月经过少、月经后期，大多是由于卵泡发育障碍，所以治疗时机在经后期，宜滋养肾阴，长养卵泡。其二，妇科疾病的发生与日常生活不规律有关，所以平时的药物调理是一方面，还要结合患者作息规律、适当运动、合理饮食、舒畅的心情等，如果这些生活方式不调整，仅口服药物常达不到治疗目的。其三，女性用药要根据不同的月经阶段，如月经刚刚干净之后，女性血海空虚，用药要注重补肾益阴养血，此时我开的7剂药就是帮助阴血生长充盛的，7剂中药加之日常调养，也就够了。女性月经来潮之际，此时应促经血下行，用药应以行气活血调经为则，使经血能顺利外排，如果继续口服补肾养血的药物可能就不合适了，那么多开几剂也就无益了。

有一些急症患者，如血证中的崩漏、痛证中的痛经等，要注意发作期和平时两个阶段的治疗。急性发作期以治标为主，3～5剂药即可，如崩漏患者在急性出血期，治疗首在止血塞流，此期服3～5剂中药大多可止血。而平时要注重调理脏腑，调理冲任，根据疾病的病机，选择合适的月经周期阶段，7剂药也可以解决患者临床问题。

总之，疾病的治疗，每个医生有自己的思路，我的理念是以平衡阴阳为中心，我经常跟患者讲："唯饭需要天天吃。"人的阴阳平衡需要患者饮食、作息、心情等的综合调理，需要时间去恢复、去治愈，病情一旦变了，药物就不适合继续使用了。治疗疾病抓住疾病发生的靶点期，用药精准，综合调理，方能见效。

第五节　妇科病的异病同治

辨证论治是中医学的特色之一，证是疾病的核心与关键，无明确的证，就无法选方用药。因为证是关键，所以，治疗时中医学有以证为中心的异病同治论，即证同治亦同。也就是说不论何种疾病，只要证相同，就可以用相同的治疗。这里的"证"同，是指疾病发生的病因、病位、病性等相同，而"治"同，指的是同一种治疗原则或治法，此内涵不局限于同一首方剂。

譬如，临证中，我们用补中益气汤治疗气虚下陷的疾病，如胃下垂、子宫脱垂，这是同为虚而下陷，脏器下垂的疾病，当然同样是脾虚而不得上升，陷于下而生热的阴火证，也可以考虑用补中益气汤治疗，就是我们所说的气虚发热，当然此热多为低热，这是经典的例证。

妇科临床中，气虚会导致许多疾病，如月经先期、月经过多、妊娠小便不通、产后自汗，我们教材中分别选用了补中益气汤、举元煎、益气导溺汤、黄芪汤治疗，这几个方子均体现了益气健脾作用，即同一治法，为何不选用同一个方剂呢？主要是因为病位和疾病不完全相同。一张处方的药物应从病机、主病、主症、疾病所处阶段等几个方面去综合考量，所以，临证要明辨病因、病机，同时要结合辨病及主症等综合、全面分析，才能有的放矢。

第六节　关于疑难疾病的处理

人体是复杂的，疾病是狡猾的，作为医生，临床中我们经常会遇到一些疑难的疾病，这些患者经过了不少医生的治疗，中医西医都看过，面对患者厚厚的检查单、众多就诊病历、一堆药物……医者也会跟着患者一起挠头。

此时，应静下来认真分析患者的病情，查找患者病变的症结，这是首先要做到的。接着就是药物治疗了，这个时候，医患的共同努力、患者的信任配合非常重要。关于选方用药，我认为，坚守辨证论治的特色，坚守以人为本的初心，也许会有意想不到的效果，真能帮助患者解除病痛。下面，我们一起回顾一个病例。

王某，女，38岁，医务人员。2023年10月18日初诊。

主诉：未避孕未孕1年余。

现病史：1年多前因胎儿停止发育人流术后至今未孕。因卵巢功能低下，经中西药治疗后效果欠佳，求诊于我门诊，要求药物调理备孕。LMP2023年10月9日，6天净，量少，较上月无异常，色可，轻微痛经，无血块，平素腰酸。舌质暗，苔白腻，有瘀点，舌下络脉迂曲，脉沉细，尺脉弱。

经孕胎产史：13岁初潮，5～7/24～25天，近3年经量较以往少，色可。G_2P_1，2015年顺产一男活婴（自然受孕），2022年10月经当地调理后怀孕，孕50余天胎儿停止发育。

辅助检查：2022年行输卵管通液提示双侧输卵管通畅。2023年10月10日生殖激素六项：AMH0.087ng/mL，PRL31.84ng/mL，FSH19.65mIU/mL。

中医诊断：不孕症，脾肾两虚兼血瘀证。

患者不孕1年余，多方治疗效果不明显，根据患者病史及实验室检查，患者目前卵巢生殖功能及内分泌功能均低下，受孕概率低，畸形率及流产率高，外院医生建议患者体外受精，患者欲以中药调理，之前西药均已停服。我建议患者用中药调理，通过监测卵泡、基础体温，待自身情况改善后试孕，患者表示理解。患者为医务人员，性格外向，沟通很顺畅，嘱其避孕，适当运动。

以温肾健脾、益气养血为法，用自拟育子方加减。

黄芪30g，党参10g，当归10g，熟地黄15g，砂仁12g，陈皮15g，巴戟天15g，续断20g，鸡内金20g，杜仲20g，炒山药20g，炒白芍15g，仙茅10g，10剂，平时服。

生地黄9g，枳壳9g，川芎10g，川牛膝15g，桔梗6g，赤芍15g，当归10g，鸡血藤9g，丹参10g，延胡索12g，4剂，经期服。

二诊：2023年11月14日。

LMP2023年11月5日，4天净，量少同前，色可，轻微痛经，有小血块，经前腰酸。舌质暗，苔黄腻，有瘀点，舌下络脉迂曲，脉沉细，尺脉弱。

守方续服。于平时服方基础上减党参、陈皮、杜仲、山药，加知母20g，黄柏20g，淫羊藿10g，菟丝子15g，北沙参15g，10剂。经期服方4剂。

煲汤方：黑豆6g，炒黑芝麻6g，桑椹6g，枸杞子6g，龙眼肉6g，6剂，每周2次。

三诊：患者月经量仍少，治疗同前，药食同调。

四诊、五诊：患者四诊时月经量明显增多，月经分别于2023年11月30日、12月26日来潮，6天净，量、色可，有小血块。舌质暗，苔薄白，有瘀点，舌下络脉迂曲，脉沉迟。

继续予原方案治疗，患者于2023年11月30日开始监测基础体温，基础体温呈双相改变，且月经周期内卵泡大小及质量均良好，甚欣喜。

六诊：2024年1月23日。

LMP2024年1月19日，量、色可，有小血块，经前及经期腰酸，舌质暗，苔薄白，有瘀点，舌下络脉迂曲，脉沉迟。

2024年1月23日性激素六项：E_2 < 10.00pg/mL，PRL18.02ng/mL，LH6.55mIU/mL，FSH32.12mIU/mL，AMH0.18ng/mL。患者上月卵泡质量可，但本月经期性激素六项指标不满意，与患者沟通后，患者要求本月调理备孕，嘱共同努力，全力以赴，并调畅情志。

于五诊平时服方基础上减菊花、绿梅花，加桑叶30g，6剂，回家后即服。

继续监测卵泡，卵泡发育可、破裂并同房后给予着床方。

黄芪10g，人参5g，炒白术3g，莲子10g，桑寄生5g，黄芩5g，菊花5g，续断5g，菟丝子5g，杜仲5g，砂仁3g，巴戟天3g，颗粒剂，10剂。

七诊：2024年2月27日。

停经38天。LMP2024年1月19日，于1周前自测尿妊娠试验阳性，现无腹痛、腰酸下坠及阴道出血，舌质暗，苔白腻，有瘀点,舌下络脉迂曲,脉沉细略滑,尺脉弱。

辅助检查:2023年2月26日彩超提示:宫内可见囊性回声10mm×8mm×6mm,未见胚芽及原始心管搏动。2024年2月27日实验室检查:E_2 309.00pg/mL,CA125 239.20U/mL。

跟患者讲明停经时间短,CA125较高,不排除宫外孕、胚胎发育不良、胚胎停止发育、流产可能,表示理解,要求保胎。

以胎漏方加减。

处方:黄芪30g,党参20g,白术20g,盐杜仲30g,陈皮15g,砂仁12g,升麻6g,菟丝子15g,白芍20g,丹参6g,莲子10g,炙甘草10g,续断20g,阿胶4g。

后门诊药物治疗,定期复查,血CA125逐渐下降至正常,2024年4月9日本院彩超检查提示:宫内孕,顶臀径5.6cm,可见心管搏动。后转当地孕期保健,2024年10月25日顺产一男婴,体重4kg,母婴健康,产后恢复良好。

体会:患者高龄,1年余未孕,实验室检查卵巢生殖功能和内分泌功能均低下,患者胚胎停止发育与卵巢功能可能有很大关系。中医学认为,肾主藏精,主生殖,胎儿以母为基,以父为楯。故肾不仅是患者个人生长、发育和生殖的根本,也是胎元生长发育的根基。五七之岁,肾气渐衰,阳明脉亦衰,此时我们要牢记肾为先天之本,要依靠后天之本脾胃的充养,才能充盛。关于"无子",朱丹溪认为"尚属胞宫干涩,无血不能摄受精气"。关于胎漏、滑胎之因,《妇科玉尺》中有"凡堕胎者,气虚而提摄不固"之说,结合患者腰酸、脉沉迟等,综合分析患者病机应为脾虚肾弱,气血两亏,所以在本病的治疗上,宜脾肾双补,用育子方进行治疗。

患者舌暗,有瘀点,舌下络脉迂曲,血行迟缓,经期血室开放,经血下泄,是活血化瘀、行滞通经的时机,故经期给予血府逐瘀汤以活血化瘀，因势利导，祛除体内瘀血。

这是对患者综合分析后的辨证和用药思路。中药辨证论治过程中，不受卵巢功能低下等西医诊断的影响。以证为中心，以患者身体改善情况为本，药膳同调，月经量改善，结合基础体温测定、卵泡监测及卵泡质量测定，为备孕寻找时机，同时有患者的信任和坚持，最终取得了成功。

第七节　妇科临证用经方

经方目前是热门，大家都在学经方、用经方，临证中，经方确实会带给我们意想不到的效果，有不少学者在研究方证相应，为中医爱好者开启了中医经方之门。

为什么受过大学教育的中医工作者对经方不熟悉？这是因为经方与时方相对，经方的理论体系是六经辨证。何为六经？六经简单来说就是六气。之前的中医药大学的课程体系（尤其非中医专业）研习的多是八纲辨证和脏腑辨证。

临证时，有些患者会有一种疑问，上次吃的药很有效，下一个周期按方抓药，却效果一般甚至无效。这大概是因为经方针对疾病目前的靶点相当精准，经过经方治疗，哪怕只有7剂药的治疗后，靶点位置改变了，再守原方治疗，岂不是刻舟求剑。

在使用经方治病时，辨证后有把握就用经方，不必犹豫，而且经方使用后患者的瞑眩反应也是要了解的，要跟患者提前沟通讲明。

临证中，在初期纠正阴阳失衡时，经方的效果很明显，对于缓解期的治疗，可能经方结合时方，或者结合八纲、脏腑辨证，效果更满意。

第八节　从妇科看中西医结合

中医和西医是两类不同的思维方式。中医在认识人体时以整体观念、天人相应为主导,不孤立人的各个脏腑、人与天地自然的关系;在认识疾病时有阴阳学说、藏象学说、气血津液学说、经络学说等,当然也有六经辨证;在治疗时有针刺、艾灸、拔罐、刮痧等方法,有内服丸、汤、散剂,更有外治的膏药;治疗以补其不足、泻其有余为原则,调理阴阳,以平为期,以患者症状改善、提高患者生活质量为主要目标。

西医以现代技术为主要手段,从系统到脏器、组织、细胞、基因等来认识人体,通过影像学及组织学来诊断疾病,以脏器解剖、组织病理及实验室检查数据的正常为治愈指标。

中西医结合以西医辨病、中医辨证为常见模式,即通过西医诊断方法明确诊断疾病,治疗时中医辨证用药,或中西药结合。

我认为,以中医药调整阴阳,以现代医学的标准来衡量评判,是不合理的。所以我觉得中西医融合更适宜,它更能体现以"患者"为中心,我心目中所追求的中西医融合模式是,以现代技术手段认识疾病的发生、发展及预后,探索疾病的不同病理阶段,以"患者+病理+证+目的"为纲,选择适宜的医疗技术,适当的中医、西医或中西医共同干预,既考虑患者和疾病,又减少不必要的干预措施。当然,这是一条很长的路。

第九节　疲劳乏力责之肝

门诊时，一患者述平素乏力，活动、空腹时手抖、心悸，唯生气发怒时气力增加，乍听，不解，细想，确然。

每遇倦怠乏力、心悸失眠者，多责之脾虚，或母病及子，心脾同病，殊不知，肝者，罢极之本。

《素问·六节藏象论》云：肝者，罢极之本，魂之居也，其华在爪，其充在筋，以生血气，其味酸，其色苍，此为阳中之少阳，通于春气。

某女，自述极易疲劳乏力，身体困倦，不耐劳作，身高170cm，体重101kg。初看，形体肥胖，其疲乏之本似乎在痰湿脾虚，然其脉左沉细，左尺细弦，右脉细滑，寸脉甚。左主升，左尺细弦，肾水不足，无力生木，木郁而不发。人之动在筋，《医门法律·脏腑赋》云："人身运动，由乎筋力所为，肝养筋，故曰罢极之本。"给予白芍、当归、木瓜、姜、杏仁、陈皮，3剂，明显改善。中医经典理论之妙，叹服。

第十节　肝肾同治定经汤

正常女性月经的调节是由肾阴阳消长、气血盈亏的规律性变化所决定的，即"肾-天癸-冲任-胞宫"。妇人以血为本，肝藏血，司血海，主疏泄。若情志不遂，木失条达，则致肝气横逆，气血郁结。肝与肾同处下焦，肾主胞宫而藏精，肝司血海而主疏泄，一藏一泄，经水有度。肝肾精血同源，经血充盈，则血海按时满盈,子宫藏泻有期。水生木,子病及母,肝疏泄失常,藏泻失序,导致肾气郁积,月经失调。

定经汤出自《傅青主女科·调经》:"妇人有经来断续,或前或后无定期,人以为气血之虚也,谁知是肝气之郁结乎!夫经水出诸肾,而肝为肾之子,肝郁则肾亦郁矣,肾郁而气必不宣,前后之或断或续,正肾之或通或闭耳。或曰肝气郁而肾气不应,未必至于如此。殊不知子母关切,子病而母必有顾复之情,肝郁而肾不无缱绻之谊,肝气之或开或闭,即肾气之或去或留,相因而致,又何疑焉。治法宜舒肝之郁,即开肾之郁也,肝肾之郁既开,而经水自有一定之期矣,方用定经汤。"

《傅青主女科》云:"此方舒肝肾之气,非通经之药也;补肝肾之精,非利水之品也。肝肾之气舒而通,肝肾之精旺而水利,不治之治,正妙于治也。"其水,为经水。此方舒肝肾之气,非通经之药也,依据"经水出诸肾"及肝肾"子母相关"等理论,此经水先后无定期为肝肾之郁所致,重在肝郁,由肝郁而致肾郁,治疗主张"舒肝之郁,即开肾之郁",尤其对于月经后期、月经稀发、闭经等,其方药并不是化瘀通经、攻伐逐血之药,而是通过滋补肝肾之气,养血调经,冲任气血调和,则血满而溢,如期而潮。

定经汤为肝肾同调、精血并固之方,凡辨证为肾虚肝郁之证,妇产科之经、带、胎产、杂等病均可以该方化裁治之。目前很多患者因工作压力大,心情不畅,郁结于心,肾气不足,导致月经不调、闭经、不孕症等,多数肾虚肝郁之证,可予定经汤加减,以补促通,以通促补,肝肾之气充沛,则水到渠成,药到病除。"异病同治"是辨证论治在临床常见的治疗法则,不仅要准确辨病,还要正确辨证,方可事倍功半。

肝郁肾虚患者平素也需要注意:①生活起居:调整生活方

式,适当体育锻炼,保持良好的睡眠习惯以蓄积肾精。②情志调摄:调节情志,避免精神焦虑紧张及过度精神刺激以使肝气条达。③饮食调理:避免过食寒凉,少食油炸食品,避免过多饮用咖啡、浓茶及酒类制品,以固后天之本。

第十一节　调畅气机良方温经汤

陈修园《女科要旨》指出:"《金匮》温经汤一方,无论阴阳、虚实、闭塞、崩漏、老少,善用之无不应手取效。"温经汤用于治疗月经病、慢性盆腔炎、不孕症、产后病、多囊卵巢综合征、卵巢储备功能减退、卵巢早衰、绝经前后诸症等,均有效验。

我对于温经汤的思考最早源于半夏作用。查阅相关文献,目前医家对温经汤中半夏作用的认识有三:一和胃运脾;二降胃气,通冲任以调经;三燥湿散水,以防津液之壅。我认为其二较为合乎仲景之意,即降胃气,通冲任。既然是降胃气,通冲任,这表明患者存在冲任不通、胃气不降之病机,而《方剂学》中温经汤的功能为温经散寒,祛瘀养血,主治冲任虚寒,瘀血阻滞,不存在冲任不通的气机升降问题。

接着再仔细思考以下问题:①主治既为冲任虚寒,方中以何药温补冲任呢?②患者既有瘀血,为何只用当归、川芎呢?③既然有冲任虚寒,为何有阴虚血热,用丹皮清虚热?温经汤的适应证是阴阳两虚证吗?

我们知道,正常情况下,人体当阳气下降,阴气上升,阴阳交通,升降出入有序,故生化收藏。若阴气不得上升,郁于下焦,成形太过,为寒为瘀,形成下焦寒瘀之证。寒瘀为阴邪,盘踞小腹,致阳降受阻。阳气不得下降,阻于上焦,形成邪热,热性弥散，产生上焦燥热。下部寒瘀，则见小腹冷，或痛经，月经后期，有血块，色黑。上部燥热，则见眼干，眠差，唇口舌燥，心烦懊侬，易怒，口腔溃疡，手心烦热等。

是这样吗？我们以方测证看看。温经汤由麦冬门汤、吴茱萸汤、桂枝汤和四物汤组成，上热是阳不降所致，不能苦寒直折，仲景以麦门冬汤滋养肺胃，降逆下气，方中用麦门冬、半夏，甘润剂中少佐辛燥之品，以培土生金。《本经》云：麦门冬主心腹结气，伤中伤饱，胃络脉绝，羸瘦短气。半夏主伤寒，寒热，心下坚，下气，喉咽肿痛，头眩胸张，咳逆肠鸣，止汗。下寒是阴不升所致，故用吴茱萸汤温肝暖胃，散寒升阳。《本经》云：吴茱萸主温中，下气，止痛，咳逆，寒热，除湿血痹，逐风邪，开腠理，根杀三虫。人参味甘微寒，主补五脏，安精神，定魂魄，止惊悸，除邪气，明目，开心益智。桂枝汤平衡上寒下热阴阳失调。四物汤养血化瘀通经。全方寒热同调，攻补兼施。

那么温经汤临床应用有哪些指征呢？温经汤适用于上部燥热和下部寒瘀证，患者多有舌体胖大，水滑苔，双寸脉浮滑，双尺脉弱等表现。临床应用温经汤时需要灵活：①辨证应用对立统一观点：扶正与祛邪兼顾，以祛邪为主。患者有虚实相兼、寒热错杂时皆可随症加减应用，不必拘泥于妇科疾病。②需随证治之：即辨证求本，随证用药。唐容川言：仲景用药之法，全凭乎证，添一证则添一药，易一证则易一药。根据个人临床经验，方中阿胶可以地黄、山药代替；上热之轻重，变化在麦冬的量，必要时可考虑天麻、钩藤等；下寒之轻重，除吴茱萸外，也可考虑附子、干姜，必要时以肉桂代桂枝等；如果下焦血瘀明显，宜加强化瘀之力，可加用桃仁、大黄、土鳖虫等。

下 篇

病 证 篇

第一节　月经先期

月经先期，是指月经周期提前7天以上，甚至10余天一行，连续2个周期以上者。月经先期属于以月经周期异常为主的月经病，本病若合并月经过多，进一步可发展为崩漏，或可导致不孕、堕胎及滑胎等，危害广大女性的身心健康和家庭和谐，临床需引起重视，现代医学中多见于黄体功能不足、排卵障碍等引起的黄体期缩短。临床对于有生育要求的患者可采用促排卵药物改善卵泡质量，无生育要求的患者可于月经后半周期补充孕激素提高黄体功能等，部分人群存在停药后复发或用药期间出现恶心、头晕、乳房胀痛、异常出血等不良反应。

《妇人大全良方·调经门》指出月经先期的病机是"过于阳则前期而来"，后世医家也多认为"先期乃属热"，治疗有"先期宜清（热）"之说。明代张景岳在《景岳全书·妇人规》中云："若脉证无火而经早不及期者，乃其心脾气虚，不能固摄而然。"其认识到月经先期也有虚证（气虚）。目前关于月经先期而至，大多认为与气虚和血热有关。气能统血摄血，与脾虚气不摄血、肾虚不能封藏有关；热为阳邪，热邪迫血妄行，导致月经先期而至，临证可见阳盛血热、阴虚血热和肝郁血热等证。

为明确辨证，笔者常将患者的症状分为月经症状和全身症状逐层辨识。第一层辨病性，即根据月经的颜色、量和质，初步判断属虚还是属热，如月经量多，色淡，质稀薄，多为虚，月经量多，色鲜红或紫红，质黏稠，有血块，属热。第二层需辨病位，即根据患者全身证候及舌脉进一步辨病位。如第一层判断为虚证的患者，临床表现为气短懒言，神疲乏力，脘腹胀满，不思饮食，舌淡苔薄，脉缓弱，属脾气虚；头晕耳鸣，腰酸腿软，脉沉细弱，属肾气虚。热证的患者，有心胸烦闷，渴喜冷饮，小便黄赤，大便秘结，舌红苔黄，脉滑数，属阳盛血热；胸胁、乳房、少腹胀痛，烦躁易怒，脉弦滑，属肝郁血热；咽干口燥，手足心热，舌红少苔，脉细数，属阴虚血热等。两层甄别后，一般情况下就可以明确辨证，方从法出，法随证立。所以辨证是关键的一步。

辨证明确后，治疗选方就呼之欲出了。如脾气虚时首选补中益气汤，肾气虚首选固阴煎，阳盛血热首选清经散，阴虚血热首选两地汤，肝郁血热首选丹栀逍遥散等。

临证时大家可能会遇到这种情况，即辨证明确，遣方对证，但是临床效果并不理想。这是由于人体是复杂的，疾病也是复杂的，有时仅仅用一个固定的方子治疗是有局限的，我们要注意收集患者尽可能多的临床资料，注意细节，善于发现蛛丝马迹，以动态的眼光、发展的眼光去辨证，才能更加全面。如肝郁血热证月经先期，临床中一部分患者辨证很明确，但是给予丹栀逍遥散后患者月经仍然提前，甚至提前得更多，或者与此同时患者的月经量也减少了，颜色也暗了，何也？肝体阴用阳，体即肝为血脏，主藏血，用即是指肝的升散、升发、条达、舒畅作用，肝之用以体为基础，临床中肝郁血热者肝藏血正常，而肝的疏泄、条达作用被抑。"妇人之生，有余于气，不足于血"，临床亦有肝阴不足，导致肝无力升发升散而郁滞，郁而生热者，即肝血虚而致郁，郁而化火生热。此类患者，临床表现除经前胸胁乳房胀痛、经期少腹胀痛、烦躁易怒外，仔细检查会发现患者有眼部干涩、头晕眼花、心悸多梦、失眠、遇事容易恐惧等肝血亏虚的表现，脉弦而细，左尺弱。所以，治疗时要疏肝清热，更需注意养阴血。如何养阴血呢？注意肝肾同源，为母子之脏，加用补肾养血之品，如生地黄、酒萸肉、麦冬等，使肝有所藏，此时再结合疏肝清热，方能奏效。另外，亦有子盗母气（脾虚致心虚而心脾两虚）、肝郁犯脾（肝郁脾虚）、脾肾阳虚、肝肾阴虚等复杂证候。总之，临证时，首诊一定要详细询问患者的具体情况（包括职业、发病前诱因、居住环境、环境改变等），结合舌脉，四诊合参，善于发现并找到临床中的蛛丝马迹，去伪存真，抽丝剥茧，这样才能做到全面而精准的辨证，辨证明确了，治疗才能有效。

此外，在治疗前，我建议常规做妇科检查（当然是指有性生活的女性），了解患者有无盆腔器质性病变，必要时结合盆腔彩超了解子宫内膜厚度及其回声情况，排除子宫内膜息肉、子宫内膜回声不均等情况。这些检查结果也是患者体征的表现，不一定要手术处理，但可以为辨证提供依据。有很多医生认为中医辨证不需要西医检查结果，我认为能解决患者的问题是医生的责任，不必拘泥检查的中西之别。另外对一些月经先期的人群要注意，一是监测卵泡正常却不受孕者，二是年龄在35岁左右的女性，出现不能解释的心悸、胸闷等症状，出现以上情况可能是卵巢功能下降的早期表现，要提醒患者保持规律的生活，调畅情志、保证睡眠等，方能未病先防、防患于未然。

验案举例

刘某，女，33岁，已婚，2023年1月6日初诊。

主诉：月经频发半年。

现病史：既往月经规律，5天/30天，近半年工作压力大，月经提前，（7~8）天/（20~23）天，LMP（末次月经）2022年12月26日（周期23天），8天净，前2天为褐色分泌物，中间3天量可，后3天为褐色分泌物，伴小腹空坠。PMP（前次月经）2022年12月3日（周期20天），7天净。现自觉乏力明显，夜晚九时后腹部胀满，纳眠一般，二便调。否认12月26日至今性生活史。

月经孕产史：13岁初潮，5天/30天，G_1P_1（孕1产1），顺产1女。现工具避孕，暂无怀孕要求。

体格检查：一般情况好，神清，精神可，舌质淡红，体瘦小，苔薄白，脉右沉细略滑，左尺脉弱。

辅助检查：妇科彩超及生殖激素六项未见明显异常。

西医诊断：月经频发。

中医诊断：月经先期，脾气亏虚，阴虚血热证。

治法：补气健脾，滋阴清热。

处方：黄芪30g，炒白术15g，陈皮15g，升麻5g，北柴胡10g，当归15g，人参10g，熟地黄15g，麦冬30g，五味子5g，炒白芍15g，墨旱莲15g，女贞子15g，黄柏10g，红景天10g，10剂，饭后温服。

嘱患者避孕，调畅情志，适当运动，忌食辛辣刺激之品，下次经后复诊。

辨治思路：中年女性，教师，工作性质易致患者耗气伤津，结合患者的症状和舌脉，尤其夜晚九时后腹部胀满，此时太阴脾经当令，可辨证为脾气虚兼阴虚血热，治当健脾益气固冲，滋阴清热调经，予补中益气汤、二至丸合生脉饮加减。

二诊：2023年2月3日。

LMP2023年1月23日（周期28天），持续7天，量中，有少量血块，无腹痛及其他不适。患者药后乏力改善。舌质暗红，体瘦小，苔薄白，左尺脉沉细，双寸脉浮滑。

上方去麦冬、白芍、五味子、黄柏、红景天，加地骨皮15g，桂枝10g，炒苦杏仁10g，10剂。

辨治思路：患者月经周期、经期逐渐规律，且月经量正常。患者双寸脉浮滑，为上焦心肺有热的表现，予桂枝补中益气又疗心火，杏仁降气润燥，桂与杏一升一降，调畅气机；地骨皮清虚热，除邪气。滋阴补血，水足则火灭，阴复而阳自秘，经行则如常。

三诊：2021年3月3日。

LMP2023年2月21日（周期28天），7天净，量可，无明显不适。现纳眠可，乏力及腹胀十去七八，舌质淡，苔薄白，脉左沉细。

处方：归脾丸，每次8粒，每日3次。

另嘱点按或艾灸百会、足三里、三阴交，每周2～3次。

辨治思路：患者已连续2个周期月经规律，临床症状已去大半。月经的调整以3个月经周期为一疗程，综合考虑后予归脾丸，虚则补其母，心脾同治，并点按或艾灸百会、足三里、三阴交，以健脾升阳，助阴平阳秘，以巩固治疗。

按语：患者既往月经规律，近半年因教学任务重，每周课时增加近1倍，工作劳累，耗气伤津，结合患者舌脉及症状，考虑脾虚兼阴虚血热，导致经血不固，非时而下，月经先期，治疗以益气健脾、滋阴清热为主。首诊以补中益气、二至丸合生脉饮加减治疗。补中益气汤出自《脾胃论》，具有补益中气、升阳举陷之效，临床可用于治疗一切清阳下陷、中气不足之证。在月经病中，它可治疗气虚不能固摄而导致的月经先期、月经过多及崩漏等疾病，起到益气升阳、摄血调经作用。方中黄芪、白术、人参益气健脾；升麻、柴胡升阳固摄止血；当归养血活血；陈皮理气健脾，使补而不滞。二至丸由墨旱莲、女贞子两味药物组成，具有滋阴润燥、补益肝肾之效。熟地黄、炒白芍补肝肾，益精血；麦冬乃为补阴药，生津润肺；五味子益气生津，收敛固涩，固摄冲任，以免精气外泄；黄柏清热泻火除蒸；红景天益气活血调经。全方共奏补脾益气、养阴清热、摄血调经之效。

经治疗后患者月经周期改善，脾虚及阴虚血热症状好转，结合舌脉考虑上焦有热。《神农本草经》谓："桂，味辛，温，主上气咳逆……补中益气。"《伤寒论》以桂主治"心痛"，又可"通脉""出汗"等，可知桂枝补中益气又疗心火，故加桂枝。《神农本草经》言"杏仁，主咳逆上气……下气产乳"，可见杏仁下气，气有余便是火，气下即火下，故加杏仁降气润燥。桂与杏一升一降，调畅气机。《神农本草经》言："地骨皮，味苦寒。主五内邪气，热中。"方中加地骨皮清虚热，除邪气。患者经两次调治月经恢复如前，以归脾丸及艾灸之法健脾益气以固本，防止复发。

第二节　月经后期

月经后期，指月经周期延后7天以上，甚至3~5个月一行，经期正常，并且连续出现2个周期以上。本病首见于《金匮要略·妇人杂病脉证并治》，温经汤条文谓"至期不来"。月经后期是常见的妇科疾病，如果伴月经过少，常可发展为闭经，临床上要重视，并提醒患者注意。现代医学多见于多囊卵巢综合征、卵巢功能减退、早发性卵巢功能不全、卵巢早衰、甲状腺功能异常、高泌乳素血症等疾病。对卵巢功能下降类疾病，目前临床多用雌孕激素治疗，有怀孕要求的患者，在激素水平改善后可促排卵治疗。

中医学认为本病的发病机理主要是精血不足，冲任不充，血海不能按时满溢，或邪气阻滞，或肝气疏泄不及，经血不能按时满溢。《傅青主女科》言："盖后期之多少，实有不同，不可执一而论。盖后期而来少，血寒而不足；后期而来多，血寒而有余。"临床中常见虚实两大类。虚证主要包括肾虚、血虚、虚寒证，皆是由于经血不足，冲任不充，血海不能按时满溢所致；实证包括实寒证、气滞、痰湿证，是由寒邪、痰湿、气滞影响血液的运行，经血不能按时下注冲任，胞宫不能依时由满而溢所致。

辨证时要根据经血的颜色、质、量以及疾病出现的诱因，首判虚实寒热。一般来讲，月经量少，色淡红，质清稀者，多属虚；月经量多，色深红或紫红，质黏稠，夹血块者，多属实。另外渐至月经后期者多属虚证，突然延后者多属实证。结合全身症状及舌脉进一步辨清病位。具体来讲，虚证中，月经量少，色淡暗，质清稀，经期渐错后，伴腰酸腿软，头晕耳鸣，带下清稀，属肾虚；月经量少，色淡质稀，伴小腹空痛，头晕眼花，心悸失眠，舌淡，苔薄，脉细无力，属血虚；经色淡质稀，伴小腹隐痛，喜暖喜按，属虚寒。实证中，经色紫暗有块，伴小腹冷痛拒按，得热痛减，伴畏寒肢冷，舌暗等，属实寒；伴小腹胀痛，精神抑郁，胸闷不舒，脉弦，属气滞；色暗，质黏腻，伴形体肥胖，胸闷泛恶，属痰湿。

明确辨证后，肾虚时首选当归地黄饮；血虚时可以选大补元煎、人参养荣丸、十全大补汤等养血调经；虚寒时选择《金匮要略》之温经汤温经扶阳，养血调经。实寒时首选《妇人大全良方》之温经汤以温经散寒，活血调经；气滞时首选乌药汤疏肝理气，行滞调经；痰湿证首选苍附导痰汤加减。

众所周知，月经的产生和规律来潮，与先后天之本的肾、脾关系密不可分。肾为天癸之源，气血之根。《傅青主女科》云"经本于肾"，"经水出诸肾"。天癸来源于先天阴精，随肾气的盛衰消长盈亏。肾对月经的产生具有主导作用，无论在月经的生理还是病理方面都具有其特殊意义。肾气既盛，天癸蓄极而泌，月事以时下。肾气渐衰，精血不足，冲任二脉失于濡养，经血不能按时而下，导致月经后期、月经量少甚至闭经等。脾胃为后天之本，气血生化之源，脾主统血，其气主升，具有统摄血液、固摄胞宫之权，与月经关系密切。《妇人规·经不调》云"经血为水谷之精气"，脾胃健运，生化充足，气血自强；脾气健运，气有所摄，而血循经行，则月经如期而至。《临证指南医案·调经》云："夫冲任血海，皆属阳明主司。"阳明为多气多血之腑，阳明气血旺盛与否，对于冲任血海的盈亏、月经的先后及量之多少至关重要。所以胃的受纳腐熟功能强健，谷气旺盛，脾司运化之职如常，则气血充盛，充养冲任，气血下注胞宫而为月经。此外，脾与肾之间的联系亦不言而喻，先天之精靠后天水谷之精滋养。若脾胃虚弱，运化无力，精血津液生化乏源，以致肾气不足，肾之真阴真阳亦不能得到滋养补充，随之渐衰，天癸逐渐衰竭，月事渐止。笔者在临证中发现月经后期患者中虚者多、实者少，在治疗时，重视脾肾两虚，以补肾健脾、调理气血为基本治法，并将其贯穿本病治疗的始终。经后期为重要的治疗时期，此时用药时间以7天为宜，用药宜温不宜苦寒，宜运化不宜燥涩。如果仍后期而至，量正常者，多考虑气郁可能，经前期3～5剂疏肝行气之剂有助于恢复正常周期。

　　临证时患者的病情是复杂的，一个患者可能会几个证型同时出现，如气滞兼痰湿、肾虚兼虚寒等，临证要从患者具体情况出发，以实际状况为本，选方用药。另外，虚证者治疗重点在经后期，或益精养血，或温阳散寒，或补益肾气，或健脾和胃，使阴血渐生，冲任得充，血海按时满溢。经后期给药7剂左右。可根据患者脉象，必要时于月经周期第20天左右给予理气活血温阳之剂，有助于月经恢复正常。实证者治疗重点在经前期，此时气血将行，或温经散寒，或理气行滞，或化痰除湿，兼活血调经，使经血按时下注冲任胞宫。经前7～10天开始给药，方能奏效。

　　总之，月经后期的治疗要本着"后期宜促"的原则，虚者补之，实者泻之，寒者温之，热者清之，但不可过用滋腻或温燥之剂，更不宜过用攻破，以免滋腻碍阳，辛燥劫阴，损其气血，另致他病。

一般情况下，月经28天一行，前后不超过1周，均属正常。而少数健康人，两月或三月一行经，中医谓之"并月"和"居经"，若月经量正常，并且无其他不适，也不影响受孕等者，应属生理现象，无须治疗。对于既往月经规律的患者，如近期有情绪波动、劳累等有明显诱因出现的偶有一次或两次的月经错后，可自行调整后观察月经情况，一般自行调整后月经可逐渐恢复正常。若持续不改善，或无明显诱因出现连续2~3个月月经错后，或伴有身体不适等，需要引起患者的注意，可到医院就诊，查明病因，及时治疗。

验案举例

王某，女，31岁，2023年7月4日初诊。

主诉：月经错后半年。

现病史：既往月经规律，半年前因双侧乳腺囊肿于外院行切除术，术后病理检查未见恶性病变。术后月经开始后错，7天/（35~50）天，量尚可，LMP 2023年5月1日，7天净，色暗红，无血块，无腹痛。近2个月月经未潮，6月26日在外院就诊，予黄体酮胶囊（每次2粒，每日2次），口服5天后自行停药。

刻下症：口干，纳可，眠差易醒，大小便可，焦虑不安。

月经孕产史：13岁初潮，（5~7）天/30天，$G_2P_1A_1$，2015年剖宫产1子。现工具避孕，暂无怀孕要求。

体格检查：一般情况好，神清，精神可，舌暗红，体胖大，苔水滑，脉沉细。

辅助检查：2023年6月25日在外院查β-hCG 0.5mU/mL。盆腔彩超检查示子宫内膜6.5mm，子宫肌层回声欠均。

西医诊断：月经稀发。

中医诊断：月经后期，脾肾两虚证。

治法：补肾健脾调经。

处方：黄芪20g，菟丝子15g，砂仁6g，陈皮15g，白芍15g，熟地黄20g，香附15g，巴戟天10g，补骨脂15g，鸡内金15g，续断15g，麦芽20g，7剂。

嘱患者调畅情志，避寒凉。经来2~4天查生殖激素六项。并告知观察月经情况，有月经量少、经行腹痛之可能。

辨治思路：目前病情考虑患者因手术耗伤气血，未及时调养所致。舌暗红，体胖大，苔水滑，脉沉细，为脾肾两虚之证，故给予健脾补肾治法。黄芪、砂仁、陈皮健脾，益生化之源；菟丝子、熟地黄、巴戟天、补骨脂、续断补肾精，温肾阳；香附既能疏肝理气，又能活血调经，调冲脉，解血中气郁；佐鸡内金、麦芽既防诸药滋腻，又健脾胃通经；白芍养血柔肝。

二诊：2023年7月11日。

LMP7月10日，现量少，色暗，轻微下腹正中刺痛，可以忍受，无血块。仍口干，平时睡眠差，入睡困难，易醒。舌暗红，体胖大，苔水滑，脉沉细。今日生殖激素六项检查示：P1.80ng/mL，T0.26ng/mL，$E_2$12.00pg/mL，PRL6.68ng/mL，LH8.31mIU/mL，FSH17.91mIU/mL。

处方：百合20g，熟地黄20g，当归15g，淫羊藿10g，仙茅10g，巴戟天15g，黄柏20g，红景天10g，白芍15g，鸡内金20g，麦芽20g，桑叶30g，首乌藤15g，10剂，温服。

黄体酮胶囊，每次100mg，每日2次，服5天，于月经周期第21天（7月30日）开始服。

辨治思路：本次复诊，生殖激素六项检查结果提示患者卵巢功能低下，且舌脉均提示脾肾两虚，因此，给予自拟方益坤汤。方中熟地黄补血滋阴，益精填髓；百合养阴清心安神；淫羊藿补肾壮阳；仙茅温肾阳，益精血；巴戟天强筋骨，安五脏；黄柏清热泻火，防辛燥之品太过；当归补血活血调经；白芍养血调经，补肝经之阴血；桑叶、首乌藤补益肝肾，安神；红景天益气活血；鸡内金、麦芽既防诸药滋腻，又健脾胃通经。

三诊：2023年9月19日。

LMP 9月16日（中药），现第4天，量、色可，经期无不适。PMP 8月10日（中药+黄体酮），量多，色鲜红。

因工作原因，上月未就诊，服用中药后自觉神清气爽，自行当地按方抓药，服10天。

现睡眠改善，大小便可。舌暗红，体胖大，苔薄白，脉细滑。今日查生殖激素六项：P 0.10ng/mL，T 0.33ng/mL，E_2 74.00pg/mL，PRL 7.75ng/mL，LH 4.11mIU/mL，FSH 6.41mIU/mL。

守二诊方，再服7剂。

辨治思路：患者停黄体酮后月经正常来潮，卵巢功能恢复。效不更方，仍投以二诊方以巩固疗效。

按语：患者四七有余，本应筋骨坚，发长极，身体盛壮，而手术导致耗伤气血，患者卵巢功能低下，结合舌脉，辨证为脾肾两虚，故给予补肾健脾以固其本。因首诊时冲任气血不足，血海不得满溢，用黄体酮后子宫内膜虽可脱落出血，但冲任血海不足，冲任失养，故经量少，胞宫胞脉不荣则痛，提前告知患者，若出现症状时会有心理准备。

患者卵巢功能与肾关系最为密切。《景岳全书》曰："肾气日消，轻则或早或迟，重则渐成枯闭。"肾精亏虚是本病的根本病机，多因先天禀赋不足，或后天房劳多产，损伤肾气所致。患者舌体胖大，水滑苔，提示阳虚内寒，失于温煦。脾为后天之本，气血生化之源，主运化，统摄血液，为月经提供物质基础。天癸虽然来源于先天，但受后天水谷精微的滋养，若脾化源不足，则血海空虚，肾虚无以温煦脾土，脾虚无以生精益肾，两者相互影响，导致天癸薄弱，冲任空虚，血海无源以泄，月经早绝。因此，临床给予自拟方益坤汤，方中熟地黄补血滋阴，益精填髓，百合养阴清心安神，两者共用补肾而调冲任，为君药。淫羊藿补肾壮阳，仙茅温肾阳、益精血，巴戟天强筋骨、安五脏，三者共用，使气血调畅，心宁肾实，冲任调和，为臣药。肾虚日久，不免有化热之忧，予黄柏在泻火坚阴的同时亦可缓解仙茅、淫羊藿的辛热燥烈之性；当归活血调经，补肝、心、脾三脏之阴血，为"妇科要药"；白芍养血调经，补肝经之阴血，使之收敛而不耗散；桑叶、首乌藤补益肝肾、安神；红景天益气活血；鸡内金、麦芽既防诸药滋腻，又健脾胃通经。全方寒温相宜，滋阴壮阳，使阴得阳助而泉源不竭，阳得阴助而生化无穷，达到阴阳调和的目的。

第三节　月经先后不定期

月经先后不定期是指月经周期或提前或延后7天以上，连续3个周期以上，又称"经水先后无定期""月经愆期""经乱"等。本病以月经周期紊乱为特征，或伴月经量、色、质的变化。月经先后无定期若伴有经量增多，常可发展为崩漏。现代医学认为，本病的发生可能与卵巢功能下降、甲状腺功能异常等因素有关，常采用雌孕激素序贯治疗。

本病首见于唐代《备急千金要方·月经不调》，其言"妇人月经一月再来或隔月不来"。中医认为本病发生的主要机理是肝肾功能失常，即肝郁气滞，或肾气虚衰，冲任功能失调，血海蓄溢失常。肝主藏血，主疏泄，肝气条达、疏泄有时，血海按时满溢，则月经周期正常，反之，若情志抑郁、大怒暴怒，导致肝气疏泄失序，若疏泄太过则先期而至，疏泄不及，则后期而来。肾为气血之根、月经之源，主藏精，若肾气虚衰，藏泻失司，血海蓄溢失常，导致月经周期紊乱。

临证时，辨证仍为首要。如月经量或多或少，色暗红或紫红，或有血块，或经行不畅，伴胸胁、乳房、少腹胀痛，脘闷不舒，时叹息，嗳气食少，苔薄白或薄黄，脉弦，属肝郁；若月经量少，色淡暗，质清，伴腰膝酸软，头晕耳鸣，面色晦暗，或面部有暗斑，舌淡苔白，脉细弱，属肾虚。治疗时，肝郁者治宜疏肝解郁，和血调经，首选逍遥散加减；肾虚者治宜补肾调经，首选固阴煎加减。

笔者认为本病常以肝郁为主，兼肾虚者多见。肝郁证和肾虚证同时出现，脉常弦细或左脉沉细，尺脉弱。治宜补肾疏肝，首选定经汤（《傅青主女科》），药用菟丝子、当归、白芍、柴胡、茯苓、荆芥、地黄、山药，重用菟丝子、当归、白芍以调肝肾之气。临证时注意，若肾虚明显者，疏肝之药不可过用，因肾以封藏为主，若封藏无力，又疏泄太过，则仍先期而至，且量偏少、色暗，甚至点滴淋沥；若肝经郁热，则注意养阴清热，不可过用苦寒，以防止月经量减少，不可不知。偏于错后者，补肾以温补为主，可酌加淫羊藿、巴戟天、仙茅等一二味。若错后，量少者，临床要注意兼顾后天之本。偏于提前者，补肾以滋肾养阴为主，重用熟地黄，或加生地黄、酒萸肉、麦冬等。另外，治疗过程中要注意情绪疏导、饮食宜忌、不可熬夜等生活调摄。

验案举例

王某，女，35岁，已婚，律师，2023年1月24日初诊。

主诉：月经紊乱半年。

现病史：近半年月经不规律，（3～5）天/（15～40）天，

LMP2023年1月6日（周期16天），3天净，量少，色鲜红。PMP2022年12月20日（周期40天），5天净，量、色可。平素腰酸，乏力，纳差，易自汗，情绪易急躁，头胀，眠差。否认1月6日至今有性生活史，无怀孕要求。

月经孕产史：13岁初潮，（3~5）天/30天，$G_3P_1A_2$，剖宫产1子，胚胎停止发育及瘢痕妊娠各1次。

体格检查：一般情况好，神清，精神可，形体适中，面色暗，舌暗红，苔薄白，脉弦细，尺脉沉弱。

辅助检查：2022年10月外院生殖激素六项检查：$E_2$35pg/mL，FSH10.01mIU/mL，LH4.43mIU/mL。

诊断：月经先后不定期，肝郁兼脾肾两虚证。

治法：疏肝补肾调经。

处方：菟丝子20g，当归15g，炒白芍30g，北柴胡10g，茯苓20g，陈皮15g，苦杏仁10g，熟地黄20g，炒白术20g，钩藤10g，牡丹皮15g，浮小麦30g，川牛膝15g，7剂，饭后温服。

嘱服药期间避孕，禁食寒凉油腻之品，调畅情志。

辨治思路：患者为中年女性，工作、家庭压力较大，情绪急躁，头胀，脉弦，为肝郁气滞之象，腰酸，尺脉沉弱，为肾虚之证。肾虚则冲任不调，导致月经周期不稳定，量少，腰酸。劳累后乏力、纳差，考虑兼有脾气虚。治宜疏肝补肾，健脾调冲，方选《傅青主女科》定经汤加减。方中柴胡疏肝解郁；当归、白芍养血柔肝；熟地黄、菟丝子补肾滋阴；白术、茯苓、陈皮益气健脾；陈皮、苦杏仁降肺气；钩藤、牡丹皮清肝火，滋阴养血，息风；浮小麦益气固表止汗；川牛膝通经活血，引药下行。诸药合用，共奏疏肝补肾、理气养血调经之效。

二诊：2023年2月7日。

服药后乏力改善，情绪好转，遇事能冷静处理，大便溏，月经未来潮，乳房胀。舌暗红，苔薄白，脉细滑。

处方：菟丝子20g，当归15g，炒白芍20g，北柴胡10g，茯苓20g，薄荷3g（后下），鸡血藤15g，醋香附15g，补骨脂15g，川芎10g，川牛膝15g，7剂，不避经期。

辨治思路：本次就诊，患者乏力、心烦症状改善，乳房胀，脉细滑，可知患者月经即将来潮，仍以补肾疏肝为主，考虑气行则血行，加香附行气，薄荷开郁散气，补骨脂温肾助阳，纳气止泄，鸡血藤、川芎活血通经，促使月经来潮。

三诊：2023年3月17日。

患者因出差自行停药1个月。LMP2023年3月8日（周期28天），7天净，量、色可，血块减少，轻微痛经。PMP2023年2月8日（周期33天）。目前患者情绪稳定，遇事急躁明显缓解，腰酸改善。

继续用药1个月经周期，并于经期2~4天复查六项生殖激素。

处方：菟丝子20g，当归15g，炒白芍20g，北柴胡10g，茯苓20g，熟地黄20g，醋香附15g，陈皮15g，补骨脂15g，麦芽20g，白术20g，红景天10g，7剂，饭后温服。

黑豆6g，黑芝麻6g，白扁豆6g，三七花3g，龙眼肉6g，枸杞子6g，5剂，每周2次，煲汤服。

辨治思路：患者本次月经按时来潮，效不更方，仍以定经汤为基础方。本次就诊时为卵泡期，去二诊方中鸡血藤、川牛膝，加白术燥湿健脾，红景天补气养血，改善卵巢功能。

患者服药治疗3个月经周期后，诸症消失，于2023年5月（月经第2天）查生殖激素：E_2 57pg/mL，FSH6.52mIU/mL，LH5.58mIU/mL。随访3个月，月经基本规律。

按语：患者月经先后不定期，结合症状及体征，辨证为肝郁肾虚兼有脾虚。忿怒过度，肝气逆乱，气乱血乱，冲任失司，血海蓄溢失常；且中年女性，五七之后肾气渐衰，或劳累太过，损伤肾气，肾气不充，开阖不利，冲任失调，遂致月经先后无定期；患者脾虚，饮食失节，或思虑过度，损伤脾气，脾虚统摄无权及生化不足，冲任气血失调，亦可致经行先后无定期。

《傅青主女科》定经汤由菟丝子、白芍、当归、熟地黄、山药、茯苓、荆芥穗、柴胡八味药物配伍而成。其中，菟丝子、当归、熟地黄补肾滋阴，养血柔肝；白芍、山药、茯苓健脾补气行水；荆芥穗、柴胡疏肝解郁。全方配伍合理，补泻得当，共同发挥疏肝、健脾、补肾的作用。临床常用于治疗肝肾气郁，经来或前或后，行而不畅，有块，少腹胀痛，或乳房胀痛连及两胁等症。二诊时患者情绪较前改善，月经即将来潮，前方加用疏肝理气、活血通经之品，促使月经按时来潮。

第四节 月经过少

月经过少指月经周期正常，月经量明显减少，甚至点滴即净。一般认为月经量少于20mL或经期短于2天为月经过少，临床中也有部分患者月经量虽不一定少于20mL，但月经量较既往自身对照明显减少，或伴有身体不适，临床亦需调理。月经过少属于以月经量异常为主的月经病，若伴有月经周期逐渐延长者，进一步可发展为闭经，或可导致不孕、滑胎等，影响女性的身心健康和家庭幸福，临床需引起重视。现代医学认为月经过少常见于子宫发育不良、卵巢功能低下、促性腺激素分泌下降，或人流术后子宫内膜变薄、宫腔粘连等。子宫发育不良、激素水平下降等引起的月经过少，现代医学常采用雌激素或雌孕激素序贯治疗，宫腔中重度粘连导致的月经过少常需宫腔镜下分离粘连。

月经过少在中医学中多有论述,如《女科证治准绳·调经门》指出:"经水涩少,为虚为涩,虚则补之,涩则濡之。"认为其主要责之虚和瘀,虚则经血化生无源,瘀则经血行而不畅。明代万全《万氏妇人科·调经》云:"瘦人经水来少者,责其血虚少也……肥人经水来少者,责其痰碍经隧也",认为其病机分为血虚和痰湿。总之,本病发病的病机可分为虚实两端。临证可见肾虚、血虚、血瘀、痰湿,或虚实夹杂之肾虚血瘀、血虚血瘀等。

辨证时,若月经量少或点滴即净,色淡,伴头晕眼花,心悸无力,面色萎黄,下腹空坠,舌质淡,脉细,多属血虚;若经少色淡,伴腰酸膝软,足跟痛,头晕耳鸣,尿频,舌淡,脉沉细无力,多属肾虚;若经少色紫暗,有小血块,伴小腹胀痛拒按,血块排出后痛减,舌紫暗,脉涩,多属血瘀;若月经量少,色淡红,质黏腻如痰,伴形体肥胖,胸闷呕恶,带多黏腻,舌胖,苔白腻,脉滑,多属痰湿。

辨证后,即可确定方药,如肾虚证首选归肾丸,血虚证首选滋血汤,血瘀证首选桃红四物汤,痰湿证首选苍附导痰丸。因患者常可见虚实夹杂之证,临床选方用药常需根据患者情况先去其实后补其虚,或先补虚后去实,或兼而治之。

对于月经过少患者,首诊时要讲明本病治疗效果不及月经过多或月经先期等,需要一段时间的综合调理,不要让患者期望值过高。另外要根据患者具体证候,给予饮食、生活等相关指导。治疗以3个月经周期为一疗程,方可奏效。

笔者多以定经汤、大温经汤取效。使用定经汤时注意,以经前乳房胀痛或烦躁易怒、腰酸、脉弦细为特征,定经汤加续断、杜仲、鸡内金、麦芽为基础方,若患者兼舌体胖大等肾阳虚者,酌加淫羊藿、巴戟天;兼舌红,体瘦小等肾阴虚者,重用山药,加生地黄、玄参、麦冬;临床中亦有肝肾虚寒证者,可以合用吴茱萸汤。

因宫腔内手术导致的月经过少患者，内膜多薄，进行妇科检查，排除子宫内膜炎或盆腔炎。若子宫压痛、活动欠佳或双侧附件增厚压痛，则按照盆腔炎辨证治疗。若内膜薄，腺体少者，治宜脾肾兼顾，健脾养血，补肾养精，少佐疏肝之品，常选用黄芪、白术、山药、党参、黑豆、桑椹、菊花、玉竹等，可少佐三七花养血活血，取花类药"芳香宣散"之效。临床治疗需从经期开始用药，连续7~14天，且需持之以恒，3个周期为一疗程。鸽子汤、乌鸡汤等药膳亦可辅助应用。另外本型患者不宜反复行宫腔镜检查，临床要以月经量、全身症状及舌脉的改变及子宫内膜厚度、连续性等指标为参考。

验案举例

张某，女，23岁，2023年10月17日初诊。

主诉：月经量少伴痛经3个月余。

现病史：平素月经量尚可，(5~6)天/(28~30)天，经行小腹坠痛、怕冷。近3个月月经量较前减少，LMP2023年10月15日，现月经第3天，量少同前，色可，无血块，小腹下坠痛、发凉。平素手脚凉，纳眠可，二便可。

月经孕产史：13岁初潮，5天/(28~30)天，G_0，有性生活史，否认近1个月性生活史。

体格检查：一般情况好，神清，精神可，舌质淡暗，苔薄白，脉沉细。

诊断：月经过少，痛经，血虚寒凝证。

治法：温经活血，化瘀止痛。

处方：吴茱萸3g，桂枝6g，川芎6g，当归10g，炒白芍10g，牡丹皮10g，清半夏6g，麦冬20g，川牛膝10g，人参5g，鸡血藤15g，瞿麦10g，桃仁10g，3剂，经期温服。

药渣加开水泡脚，日常注意保暖，经净后复诊。

辨治思路：患者以"月经量少伴痛经3个月余"为主诉，平素经行小腹坠痛、怕冷明显，结合舌脉，诊断为月经过少、痛经，血虚寒凝证，且以阳虚为主。冲任虚寒，胞宫胞脉失于温煦，故小腹冰凉；冲任血虚，则经量少；血得寒则凝，下焦瘀血阻滞，经脉不畅，而致小腹坠痛。现患者在经期，以温经活血止痛为治法，予温经汤加减。

二诊：2023年10月27日。

患者服药后腹部凉感改善，月经量稍增多，仍色暗。舌质暗，体瘦小，苔黄腻，脉沉细。

妇科检查示阴道畅，可见黏稠白带，余未见异常。

妇科彩超示内膜厚4.1mm，直肠陷窝处可见深约10mm的液性暗区。

处方：吴茱萸3g，桂枝10g，当归10g，炒白芍15g，牡丹皮10g，清半夏10g，麦冬20g，人参10g，桃仁10g，黄芪20g，茯苓20g，砂仁10g，熟地黄15g，黄连3g，苦杏仁10g，10剂，经后服。

吴茱萸3g，桂枝6g，川芎10g，当归15g，炒白芍15g，牡丹皮10g，麦冬15g，川牛膝10g，鸡血藤15g，瞿麦10g，桃仁10g，6剂，经期服。

辨治思路：患者经期服用3剂中药后月经量较前增多，色暗红，手脚及小腹凉较前改善，面色暗，结合舌脉，考虑患者现仍以血虚寒凝为主，兼下焦湿浊，患者非经期，治疗以养血温经、活血调经为主，佐以清热利湿之品，予温经汤合滋血汤加减治疗。

三诊：2023年11月24日。

LMP2023年11月14日，6天净，量、色可，有少量血块，无痛经、怕冷改善，白带无异常，舌质暗，体瘦小，苔黄，脉沉细。

守二诊时经后方，10剂。

辨治思路：患者经过前期温经汤合滋血汤加减治疗，各项症状改善，痛经消失。患者气血亏虚，冲任血海不足，经血乏源，则舌体瘦小，脉细；阳虚无力温阳，血脉得寒则凝，则舌质暗，脉沉；瘀久化热，患者苔黄。继续予二诊经后方治疗。

按语：大温经汤出自《金匮要略》，为妇科调经的常用方，具有温经散寒、养血祛瘀之效，主治冲任虚寒、瘀血阻滞证，适用于冲任虚寒而有瘀滞的月经不调、痛经、崩漏、不孕症等。方中吴茱萸、桂枝温经散寒，通利血脉，吴茱萸功擅散寒止痛，桂枝长于温通血脉，共为君药。当归、川芎活血祛瘀，养血调经；丹皮既助诸药活血散瘀，又能清血分虚热，共为臣药。白芍酸苦微寒，养血敛阴，柔肝止痛；阿胶养血；麦冬甘苦微寒，养阴清热。三药合用，养血调肝，滋阴润燥，且清虚热，并制吴茱萸、桂枝之温燥。人参益气健脾，以资生化之源，阳生阴长，则气旺血充；半夏、生姜辛开散结，降胃气，通冲任，以助祛瘀调经。其中生姜又温胃气以助生化，且助吴茱萸、桂枝以温经散寒。以上均为佐药。甘草尚能调和诸药，兼为使药。诸药合用，共奏温经散寒、养血祛瘀之效。

患者首诊时正值经期，治以温经养血、活血通脉为主。温经汤去阿胶、甘草、生姜，加川牛膝活血通经引血下行，鸡血藤养血活血，桃仁活血祛瘀止痛，三者同用，可加强化瘀之力，加少量瞿麦破血通经。方以温经补养为主，温清补消并用，以大量温补药与少量凉药配伍，使全方温而不燥，温养化瘀，使瘀血得温则行，经血畅则月经量得增，经行腹痛得缓。

二诊时，患者服药后腹凉改善，仍有血虚寒凝之象，患者舌苔黄腻，阴道可见黏稠白带，彩超检查见少量盆腔积液，考虑兼下焦湿浊，顾及非经期，继以养血温经、活血调经为主，佐以清热利湿之品，予温经汤和滋血汤加减治疗。

滋血汤出自《证治准绳·女科》，主治营血虚少，冲任血海不盈之月经量少或点滴即净，或伴小腹隐痛，头晕眼花，面色萎黄等症。方中黄芪、人参、茯苓益气健脾，以资气血生化之源，使气血生长；当归、白芍、熟地黄补营养血调经，气血充足则经血自调。在此基础上加砂仁化湿和胃，湿去则热自除；少量黄连可缓解诸药温燥之性，且有清热之功；杏仁降肺气。全方配伍，以消除患者经行不畅、痛经等症状，并可祛湿浊之邪。三诊时诸症消失，继予二诊方10剂以巩固治疗。

第五节　经期延长

经期延长是指月经周期规律，行经时间超过7天，甚至延长至半月方净，也称为"月水不断""月水不绝""经事延长"等，若终月不尽者，为"漏下"。现代医学中排卵障碍性异常子宫出血、多囊卵巢综合征、子宫内膜炎、子宫内膜息肉、子宫憩室，以及子宫肌瘤、子宫腺肌病等导致的经期延长可参考本病。

关于本病的认识，早在隋代《诸病源候论·妇人杂病诸候》就有关于"月水不断"的记载，指出此病是由于劳伤经脉，冲任之气虚损，不能制约经血所致。中医学认为经期延长的病因病机主要包括气虚、血瘀、血热三类。气虚不能摄血以致妇人月水不断，临证可见月经量多，色淡，质清稀，神倦嗜卧，气短懒言，肢软无力，小腹空坠，或纳少便溏，舌质偏淡，舌苔薄白，脉缓弱，治宜补气摄血，固冲调经，治疗首选举元煎。瘀血阻滞冲任，血不循经，也会导致经期延长，临证可见经量时多时少，色暗有块，经行不畅，小腹疼痛拒按，或面色晦暗，或面部褐斑，舌质紫暗，舌边有瘀点，脉弦涩，治宜活血祛瘀，固冲调经，治疗首选桃红四物汤合失笑散加减。女子血热，或外邪热扰，血液不能循于脉中，或房劳多产，阴血内耗，热为阳邪，致迫血妄行，经血淋沥不尽。血热又可分为阴虚血热和湿热蕴结。阴虚血热者，临证可见月经量少，色鲜红，质稍稠，咽干口燥，手心灼热，潮热颧红，大便燥结，舌质红，少津少苔，脉细数，治宜养阴清热，凉血调经，治疗首选两地汤合二至丸。湿热蕴结者，临证可见月经量多，色鲜红，混杂黏液，阴中灼热，或伴有阴痒，平素带下量多，色黄臭秽，腰腹胀痛，四肢沉重，全身乏力，舌质偏红，舌苔黄腻，脉滑数，治宜清热利湿，止血调经，治疗首选清肝止淋汤或固经丸加减。

  诊治经期延长的患者要根据其年龄阶段进行病证分析。青春期女性多因肾-天癸-冲任轴不成熟而出现经期延长，若月经量正常，建议首先规律生活方式，注意经前经期清洁卫生，饮食合理，营养均衡，经期勿剧烈运动、勿贪凉饮冷等，此为要务。若患者月经少，出血时间长，淋沥不尽，则需结合超声及生殖激素检查（以经期检查为准）排除多囊卵巢综合征。若出血量大，则应进行血常规检查，了解是否贫血，给予相应治疗，以免长期贫血影响发育甚至变生他病。此期患者临证多以虚证为主，治疗以健脾益气、固肾滋肾为宜，结合宁心安神收敛之剂，如牡蛎、龙骨。育龄期女性，或行人绒毛膜促性腺激素的测定，排除妊娠期疾病，或行妇科检查排除因宫颈炎、宫颈息肉及盆腔炎等器质性病变导致的出血时间长，或行彩超检查排除子宫憩室、宫腔息肉，并结合生殖激素检查排除多囊卵巢综合征、早发性卵巢功能不全等。此期患者临证以热为主，或肝经郁热，或湿热蕴结等，以疏肝清热、利湿活血为宜。围绝经期女性，应关注子宫内膜厚度，若是内膜过厚，甚至经期后内膜反厚，或口服药物未能显效时，需行诊刮术，将内膜送病理检查，以排除内膜病变可能。此期患者以脾虚为主，治疗以健脾宁心为主，兼顾肾气。

总之，临证之时，要以患者为中心，详问病史及疾病经过，结合患者年龄、诱因等，结合相关检查，首先明确疾病诊断，其次望闻问切四诊合参，辨析证候并予以处方。

验案举例

韩某，女，35岁，已婚，2023年6月20日初诊。

主诉：月经经期延长半年余。

现病史：既往月经周期规律，近半年月经35~40天一行，7~14天干净，第一周量多，色暗，有血块，经期下腹坠胀疼痛。LMP2023年5月15日，14天净。刻下症：形体肥胖，面色黧黑，皮肤粗糙，乏力，易腹胀，腰酸痛，纳眠可，二便调，舌淡，体胖大，脉沉弦。

月经孕产史：既往月经（5~7）天/（30~35）天，$G_4P_2A_2$，顺产2子，人工流产2次。现工具避孕，无怀孕要求。

体格检查：一般情况可，形体肥胖，面色黧黑，皮肤粗糙。妇科检查：子宫前位，质中，增大如孕2月余，可触及包块，压痛阳性。

妇科彩超检查：子宫增大，子宫多发肌瘤，较大者57mm×52mm、27mm×26mm，子宫内膜厚约16mm。

西医诊断：①异常子宫出血；②子宫平滑肌瘤；③痛经。

中医诊断：经期延长，癥瘕，痛经，脾肾阳虚，瘀滞胞宫证。

治法：温肾健脾，化瘀止血。

处方：黄芪50g，党参15g，白术20g，升麻10g，海螵蛸30g，茜草15g，小蓟15g，黄芩20g，蒲黄10g，香附15g，炮姜6g，红花10g，山萸肉15g，乌梅10g，鳖甲10g，7剂，经期温服。

辨治思路：患者西医诊断为子宫肌瘤，中医诊断为癥瘕。患者形体肥胖，乏力，腹胀，腰酸痛，舌质淡，舌体胖大，脉沉弦，病证为脾肾阳虚。现月经来潮，以健脾益气、化瘀止血为治，予举元煎合四乌鲗骨一芦茹丸加减。

二诊：2023年7月11日。

LMP2023年6月23日，7天净，月经量正常，少量血块，月经期间下腹部仍有刺痛感。乏力情况已经消失，平素手脚凉，便秘，小便可，舌质淡，水滑苔，脉沉细略滑。

处方：桂枝10g，桃仁10g，赤芍15g，牡丹皮15g，蜜麻黄6g，附子6g，茯苓20g，柴胡10g，枳实10g，白芍30g，吴茱萸3g，火麻仁20g，柏子仁20g，7剂。

经期守一诊方续服，5剂。

另嘱患者避风寒，畅情志，多运动，忌食寒凉油腻之品。

辨治思路：目前患者气虚血瘀导致的经期延长、月经量多已有改善，现月经已净，本次给予癥瘕活血方温阳化气，活血消癥，从根本上治疗子宫肌瘤。本方主要由桂枝、茯苓、桃仁、牡丹皮、芍药、炮姜、附子、蜜麻黄、柴胡、枳实等组成。以助阳化气，通行血脉，合以甘味辛甘化阳，使化瘀不伤正，清热不凝滞，以达温阳化气、活血消癥之功。

三诊：2023年8月22日。

患者用药后经期腹痛减轻，经量、经期正常，腹泻明显，每日3～5次，泻后身体轻松，无其他不适。

守二诊方案继续治疗。

患者前后共治疗6个月经周期，月经基本正常，经期症状明显改善，2024年1月15日彩超检查：子宫增大，子宫多发肌瘤（较大者37mm×23mm），子宫内膜厚约7mm，双侧附件未见异常。

辨治思路：患者用药期间腹泻，然泻后无乏力、心慌等不适，而身体轻松，表明体内邪气正在排出，邪去则身自安。患者依从性较好，连续治疗6个月经周期，临床症状和辅助检查均有明显改善，遂嘱定期复查。

按语： 患者彩超检查提示子宫多发肌瘤。患者形体肥胖，乏力，腹胀，腰酸痛，舌质淡，舌体胖大，脉沉弦，病机为脾肾阳虚，阳化气不足，不能固摄经血，而致月经量多、经期延长。阳气不足，精血津液等阴精物质运化乏力，而致瘀血、痰饮、水湿瘀滞下焦，导致患者经期下腹疼痛、面色黧黑、皮肤粗糙。瘀血、痰饮水湿阻滞胞宫，日久化热，湿瘀互结，痰毒凝聚，形成癥瘕。首诊时患者即将月经来潮，治疗以健脾益气、化瘀止血为主，给予举元煎合四乌鲗骨一芦茹丸加减。方中黄芪、党参为君，以补气摄血，气血同源，气旺则血生，而濡养全身，气足则血行，瘀血难留。白术补气健脾，助脾运化，以资气血之源，又统血归经；升麻助黄芪，更显升阳举陷、固本止脱之效；海螵蛸善通血脉，敛新血而破瘀血，茜草善祛瘀通经止血，下血而不留瘀，二药合用善治血枯经闭，专攻破宿生新；黄芩清热凉血止血；蒲黄化瘀止血止痛；小蓟凉血止血，善治下焦热证；香附芳香疏达走窜，善调血中之气；炮姜温经止血，温养血脉；红花活血祛瘀，通经止痛；山萸肉滋阴补肾；乌梅收敛固涩；鳖甲滋阴潜阳，收敛固脱。

二诊时患者经期缩短，经量减少，病情改善，表明用药有效，现月经已行，结合患者阳虚血瘀之证，给予自拟方癥瘕活血方加减。方中桂枝、桃仁、芍药、牡丹皮祛血中瘀滞；茯苓利水除湿，助瘀血消散；麻黄破癥瘕积聚，同时开达腠理；附子通足少阴肾之寒闭；吴茱萸易炮姜温中止痛，理气燥湿；柴胡、枳实、芍药取四逆散之意，以畅达厥阴；火麻仁、柏子仁润燥滑肠通便。全方共奏温阳化气、活血消癥之效。

第六节　经间期出血

经间期出血是指两次月经之间即氤氲期（排卵期）周期性出现子宫少量出血的疾病。若出血时间长且出血量增多，日久会导致月经过多、崩漏等病证，还会进一步引发贫血、宫腔感染等，甚至影响生育。现代医学将经间期出血称为"围排卵期出血"，属于"异常子宫出血"范畴。其原因多认为是排卵前血雌激素水平下降过多，或子宫内膜对雌激素的波动过度敏感，或内膜局部因素异常，治疗上多通过补充雌孕激素，或对症止血治疗。如有子宫内膜息肉等器质性病变，可采用宫腔镜手术治疗。

经间期出血在中医古籍中未见记载，但可散见于中医学"赤白带下""漏下"等病证论述中。《傅青主女科·带下》云："妇人有带下而色红者，似血非血。"即指女性白带中夹杂血一样的物质，故称为"赤白带下"。《竹林寺女科》有"一月经再行"的记载。1986年夏桂成教授提出"经间期"的概念，获得高等中医院校教材《中医妇科学》主编罗元恺教授的支持，将"经间期出血"一节编入教材。关于其病因病机的认识，中医学认为本病发生与特殊时期阴阳气血变化及体质因素有关。氤氲期重阴转阳，元精充实，阳气内动，若患者肾阴不足、湿热内蕴、瘀血内留等因素扰动胞脉胞络，则见子宫少量出血。

肾阴虚者主要表现为阴道出血色鲜红，质稍稠，头晕腰酸，夜寐不宁，五心烦热，小便困难，尿色黄，舌体偏小质红，脉细数，治疗首选两地汤合二至丸以滋肾养阴，固冲止血。湿热证者临床多见阴道出血色红，质黏稠，平素带下量多色黄，小腹时痛，胸闷烦躁，口苦咽干，纳呆腹胀，小便短赤，舌质红，苔黄腻，脉细弦或滑数，治疗以清热利湿、固冲止血为主，首选清肝止淋汤。血瘀证者可见出血色暗或有血块，少腹两侧或一侧胀痛或刺痛，情志抑郁，胸闷烦躁，舌质暗或有瘀斑，脉细弦涩，治疗首选逐瘀止血汤以化瘀止血。

经间期出血一病，既往一般认为是功能性疾病，多为重阴转阳之际，引动体内伏邪，或湿热，或阴虚内热，或瘀血等，损伤胞络而致出血。目前认为宫腔息肉、子宫内膜增厚、子宫内膜炎等疾病也可出现此症状，所以，需结合盆腔彩超及妇科检查排除盆腔器质性病变。若子宫内膜增厚，妇科检查宫体或附件压痛，一般可以按照盆腔炎进行治疗，结合经期，应用活血通经、清热利湿法。若为器质性病变所致，辨治器质性病变，病去则血自止。若确为功能性病变，治疗时机重在经期荡涤胞宫，逐邪外出。

经间期出血，如果仅见点滴，且偶尔发生，可先调整饮食、作息等不良生活习惯后观察出血是否改善；如出血多，出血时间长，连续出现3次以上且伴有明显临床症状者，均宜积极检查治疗。在治疗期间及治愈后仍需要注意生活调节。如出血期间应适当休息，避免过度劳累；保持外阴局部清洁，出血期间严禁性生活，防止感染；饮食宜清淡且富有营养，忌食油腻、辛辣、刺激性的食物；注意调节情绪，保持心情舒畅，加强体质锻炼等。

验案举例

孙某，女，38岁，已婚，2024年1月2日初诊。

主诉：间断月经间期出血1年，加重半年。

现病史：平素月经周期规律，（5~7）天/（25~30）天，量、色可。LMP2023年12月4日，7天净，量正常。近1年间断出现月经干净后1周左右阴道少量出血，1~2天干净，近半年每月均有出血，量逐月增多，3~5天净，色红，伴腰酸、腹痛，经前乳房胀痛、腰酸。平素工作压力大，入睡困难，习惯性熬夜，眠差易醒，食欲不振，常食辛辣之物。

月经孕产史：月经（5~7）天/（25~30）天，$G_4P_2A_2$，顺娩1男1女，上环6年。

体格检查：阴道畅、潮红，宫颈肥大、潮红，脓性白带，子宫前位，活动欠佳，压痛阳性，双侧附件无异常。舌质暗，边有瘀点，苔黄腻，有齿痕，舌下络脉迂曲，脉左沉细，右细滑。

辅助检查：2023年11月在外院检查人类乳头瘤病毒（HPV）及液基薄层细胞学检测（TCT）无异常。今日我院妇科彩超示子宫内膜厚约11mm，宫腔内节育环位置正常。

西医诊断：异常子宫出血（排卵期出血）。

中医诊断：经间期出血，肝郁脾虚，湿热瘀结证。

治法：经期行气活血，化瘀通经；非经期清热利湿，活血化瘀。

处方：生地黄3g，桃仁5g，川牛膝3g，枳壳3g，川芎3g，赤芍5g，当归3g，桔梗3g，金银花5g，醋鳖甲10g，鱼腥草5g，5剂，经期服。

黄芪20g，薏苡仁20g，败酱草20g，连翘10g，桂枝10g，茯苓20g，炒桃仁10g，赤芍15g，牡丹皮15g，续断20g，麦芽20g，鸡内金20g，7剂，经后温服。

嘱患者调整生活方式；保持心情舒畅，避免情绪波动；饮食宜清淡，多吃蔬菜水果，少吃辛辣、油腻食物；适当运动，增强体质；避免过度劳累。

辨治思路：患者平素工作压力大，经前乳房胀痛，食欲不振，舌见齿痕，考虑为肝郁脾虚之证。患者舌质暗，边有瘀点，苔黄腻，妇科检查有宫体压痛，考虑湿热瘀阻下焦为标。现患者月经即将来潮，故予血府逐瘀汤加减以行气活血，化瘀通经。非经期清热利湿，活血化瘀。方选薏苡附子败酱汤合桂枝茯苓丸加减以治其本。随患者月经周期调整用药侧重点，达到标本兼治之效。

二诊：2024年2月2日。

服药后经期血块增多，经间期出血量明显减少，1天净，眠差、食欲不振的症状均改善。效不更方，本次月经周期仍予上方治疗。

三诊：2024年3月20日。

本次经间期未再出血。妇科检查：宫颈光滑，分泌物未见异常，宫体及附件区无明显压痛。嘱停药，并畅情志，忌食辛辣刺激食物，不适随诊。

患者2024年5月做宫颈排癌检查，告知近2个月月经后未再出血。

按语：患者月经周期正常，经期后6～7天为经间期，此期阴道出血，3～5天自止，连续3月，中医诊断为经间期出血。患者舌暗红，边有瘀点，苔黄腻，舌下络脉迂曲，为湿热瘀结之象。湿、热、瘀三邪阻滞于冲任胞络之间，经间期重阴转阳，阳气内动，内蕴之湿、瘀、热扰动冲任血海，脉络损伤，血不循经，血海失固，而见阴道出血；湿热搏结，瘀滞不通，则小腹作痛；湿热流注下焦，任带两脉失约，故带下量多色黄；患者脉左沉细，主肝气郁滞不得升散；舌有齿痕，属脾气虚；脉右细滑，主津液不得输布。故患者证属肝郁脾虚，湿热瘀结。考虑患者就诊时月经即将来潮，故予血府逐瘀汤加减以行气活血，化瘀通经。

血府逐瘀汤出自清代医家王清任的《医林改错》，治妇科气滞血瘀之少腹疼痛等证。方中桃仁破血行滞而润燥；赤芍、川芎活血祛瘀；川牛膝活血通经，祛瘀止痛，引血下行；生地黄、当归养血益阴，清热活血；桔梗、枳壳一升一降，宽胸行气，理气行滞，使气行则血行。患者下焦湿热，予金银花、鱼腥草清热解毒排脓，醋鳖甲软坚散结通经。合而用之，行气活血，化瘀祛湿，清热，使湿、热、瘀之邪随经血排出，则诸症可愈。

对经间期出血而言，经后期是治疗的重要阶段，非经期以清热利湿、活血化瘀为主，方选薏苡附子败酱汤合桂枝茯苓丸加减。薏苡附子败酱散出自《金匮要略》，方中薏苡仁利湿排脓，败酱草逐瘀消肿，附子温经祛湿、散寒止痛。该患者无阳虚之象，仅选用薏苡仁、败酱草，加连翘，清热解毒，消肿排脓。

桂枝茯苓丸同样出自《金匮要略》，是治疗下焦瘀血证的经典方剂，临床妇科常用于治疗下焦癥瘕等病。方中桂枝温通经脉而行瘀滞，茯苓健脾养心而利湿，牡丹皮散血行瘀而退瘀热，芍药柔肝理脾调气血，桃仁活血化瘀而破瘀块。芍药、桂枝一阴一阳，茯苓、牡丹皮一气一血，桃仁既破且散，共奏活血化瘀、调理气血之效。现代药理研究证实，方中活血化瘀药物能改善组织微循环，扩张血管，改善病灶周围血氧供应，促进子宫内膜脱落，清除宫内瘀血，改善子宫平滑肌收缩功能。此外，患者以肝郁脾虚为本，食欲不振，舌边有齿痕，脉沉细，故予黄芪、鸡内金、麦芽益气健脾，消食和胃。肝肾同源，用续断补肝肾、强筋骨治其本。全方活血而不伤正，标本兼治。

第七节　痛经

痛经是指妇女正值经期或经行前后，出现周期性小腹疼痛，或伴腰骶酸痛，甚至剧痛晕厥，影响正常工作及生活的疾病。现代医学分为原发性痛经和继发性痛经。原发性痛经多为功能性，是在月经初潮后不久即出现经行腹痛症状，多见于子宫过度屈曲、子宫发育不良、宫颈管狭窄、内膜管型脱落等。继发性痛经多见于中青年女性，在月经来潮一段时间后，或者流产、分娩后出现，多为器质性病变引起，常见有子宫内膜异位症、子宫腺肌病、盆腔炎性疾病等。现代医学治疗原发性痛经主要是采用前列腺素合成酶抑制剂或口服避孕药，同时重视心理治疗。对于继发性痛经，则要根据患者个人情况，具体问题具体分析，针对具体情况选择适合的检查以明确诊断，切记不可僵化、公式化。

痛经的记载最早见于《金匮要略·妇人杂病脉证并治》："带下，经水不利，少腹满痛，经一月再见者，土瓜根散主之。"其病机可概括为"不通则痛"或"不荣则痛"。《景岳全书·妇人规》云："经行腹痛，证有虚实。实者或因寒滞，或因血滞，或因气滞，或因热滞；虚者有因血虚，有因气虚。"强调痛经辨证重在明辨寒热虚实，在气在血。

辨证时要根据疼痛的时间、性质、部位及全身症状综合分析。根据疼痛出现的时间判断，痛在经前或经期的多属实，痛在经期或经后的多属虚。痛在小腹正中病位多在胞宫，常见的以胞宫虚寒为多；痛在两侧少腹的病位多在肝；痛连腰骶者多在肾。掣痛、绞痛、灼痛、刺痛，疼痛拒按，多属实；隐痛、空痛，按之痛减，多属虚。绞痛、冷痛，得热痛减，多为寒证；灼痛，得热痛剧，多为热证。胀甚于痛，时痛时止，多为气滞；痛甚于胀，持续作痛或刺痛，块下痛减，多为血瘀。临证也有实证喜按、虚证拒按者，如轻按痛减、重按加剧等，多为寒热虚实错杂之证，不可不知。无论患者为原发性痛经或子宫内膜异位症等引起的痛经，上述辨证均可供参考。

临床上痛经常见证型有寒凝血瘀、气滞血瘀、湿热蕴结、气血虚弱、肝肾亏损等，方药分别选用少腹逐瘀汤、膈下逐瘀汤、清热调血汤、圣愈汤、益肾调经汤。本病在急性疼痛时注意适当选加相应的止痛药加强止痛作用：如寒证选加艾叶、小茴香、肉桂、吴茱萸；气滞证选加香附、枳壳、川楝子；血瘀证选加三七粉、莪术、失笑散；热证选加牡丹皮、黄芩；寒证伴恶心呕吐者加吴茱萸汤；寒证经期腹泻明显者加四神丸等。

治疗时不仅要注重痛经的寒热虚实，还要考虑根据痛经出现的时间分期论治。如实证痛经，若因寒凝或气滞或湿热郁结所致瘀血阻络，客于胞宫，损伤冲任，以致气血运行不畅而"不通则痛"，治疗时机应以经前（气血充盛的经前期）为主，以温经散寒、行气活血、清热除湿、通经为主要治法；若以肝肾亏损、气血虚弱所致冲任失养而"不荣则痛"，治疗最佳时机应在经后期（胞宫血海空虚），以益气养血、滋补肝肾、荣养胞宫为主要治法。在经期，血海满溢，经血下行，子宫泻而不藏，不可一味温补滋养，宜因势利导，宜通、宜温、宜行，瘀血得去，新血乃生。对于虚证痛经，笔者多在经后给服中药7～10剂，平时注意摄生，经期若痛经缓解尽量不再用药物干涉。实证痛经，在排除妊娠后，于经前3天开始用药，一般5～7剂，月经来潮后继续服用药物。笔者临床不建议长期口服中药，根据患者情况，选择最佳治疗时机，针对病机靶点治疗，尽量少用药，但要嘱咐患者平时注意饮食、运动等调养。

女性以血为本，血得温则行，得寒则凝，在日常生活中要注意调护，消除紧张焦虑情绪，不宜吃生冷辛辣食物，平素注意保暖，调畅情志，规律生活。另外，根据患者情况选择针灸、火龙罐等中医适宜技术，也是有效的疗法。

验案举例

李某，女，24岁，未婚，2022年2月22日初诊。

主诉：经行腹痛11年。

现病史：平素月经周期规律，13岁月经初潮，（5～6）天/（28～30）天，月经量可，色暗红，伴大量血块，自初潮起即经行腹痛，块下痛减，痛在少腹，伴随恶心、呕吐、腹泻，热敷后疼痛减轻，既往经期口服布洛芬胶囊后好转，现效果差。LMP2022年2月15日，量、色如前，月经来潮第1～3天痛经，伴大量血块，块下痛减。

平素贪凉饮冷，四肢冰凉，乏力倦怠。纳眠一般，二便调。

月经孕产史：13岁初潮，（5~6）天/（28~30）天，有性生活史，G₀，现工具避孕，暂无怀孕要求。

体格检查：一般情况好，神清，精神可，舌质淡暗，舌下络脉迂曲，舌体胖大，水滑苔，六脉沉细。

辅助检查：妇科检查、子宫附件彩超均未见明显异常。

西医诊断：痛经。

中医诊断：痛经，寒凝血瘀证。

治法：温经散寒，化瘀止痛。

处方：桂枝10g，黑顺片6g，细辛3g，通草6g，白术20g，茯苓20g，吴茱萸3g，生姜10g，人参10g，大枣10g，当归15g，白芍30g，甘草10g，7剂，饭后温服。

嘱患者注意保暖，避风寒，同时调畅情志，适当运动，经前复诊。

辨治思路：患者为青年女性，平素乏力倦怠，少阴肾阳不足，贪凉饮冷，厥阴肝、太阴脾失其温煦，肝脾不得疏运。阳气不足，寒气内生，贪凉饮冷，外寒侵袭，寒邪凝滞于胞宫、冲任，则可致"不通则痛"。太阴、厥阴、少阴三阴"并病"，脏腑失调，扰及胞宫，寒凝血瘀为本患者痛经发生的主因。以温经散寒、化瘀止痛为主要治法，选用附子汤、吴茱萸汤、当归四逆汤，三方合用，补而不滞，温而不燥，具有温经散寒、化瘀止痛之效。

二诊：2022年3月11日。

服药后手脚冰凉好转，乏力好转，即将月经来潮，舌质淡暗，舌下络脉迂曲，舌体胖大，苔水滑，脉沉细略滑。因有性生活，查血β-hCG＜1.20mIU/mL。

处方：吴茱萸5g，肉桂10g，川芎15g，当归15g，白芍30g，黄连2g，姜半夏10g，桃仁10g，五灵脂10g，生蒲黄10g，醋香附

15g，全蝎3g，艾叶10g，川牛膝15g，生姜10g，7剂。

制吴茱萸200g，大青盐300g，丁香100g，3剂，加热后外敷腹部。

消炎痛栓3支（嘱必要时塞肛）。

嘱禁房事，禁寒凉，勿熬夜，忌剧烈运动，注意保暖，经净后复诊。

辨治思路：患者排除妊娠，即将月经来潮，经期选用温经汤合失笑散加减。吴茱萸散寒行气止痛；肉桂易桂枝，增强温中祛寒之功，减轻辛散之气；当归、川芎、白芍、桃仁活血祛瘀，养血调经；姜半夏入胃经通降胃气，以助通冲任，散瘀结；五灵脂、生蒲黄二者相须为用，化瘀散结止痛；香附行气解郁；全蝎增强通络止痛之功；艾叶、生姜助吴茱萸温经散寒之功；川牛膝逐瘀通经，引血下行。本方中加入黄连2g，乃为反佐之用。

三诊：2022年3月25日。

LMP2022年3月15日，6天净，量、色可，有血块，经行下腹冷痛大减，经行下腹轻微下坠不适。舌质暗，舌下络脉迂曲，脉细滑。

继守原方案治疗。

治疗3个月经周期，经行腹痛消失，余症缓解，改桂附地黄丸固本善后。

按语：痛经病机可概括为"不通则痛"或"不荣则痛"。痛经辨证重在明辨寒热虚实，在气在血，同时注意分期论治。本患者属寒凝血瘀证，一诊选用附子汤、吴茱萸汤、当归四逆汤合方温经散寒治其本。

《伤寒论》305条云："少阴病，身体痛，手足寒，骨节痛，脉沉者，附子汤主之。"《注解伤寒论》说："辛以散之，附子之辛以散寒；甘以缓之，茯苓、人参、白术之甘以补阳；酸以收之，芍药之酸以扶阴。"附子汤辛甘散寒，酸以敛阴，温肾元，助肾阳，通一身之阳，以祛寒止痛。

《伤寒论》309条云："少阴病，吐利，手足逆冷，烦躁欲死者，吴茱萸汤方。"方中吴茱萸辛温以散久寒，味辛，直通厥阴之脏，参、枣以温燥中焦，生姜辛温升阳，使厥冷之肢得温，肝木条达，气血和调。

《伤寒论》351条云："手足厥寒，脉细欲绝者，当归四逆汤主之。"成无己注解云："手足厥寒者，阳气外虚，不温四末；脉细欲绝者，阴血内弱，脉行不利。与当归四逆汤，助阳生阴也。"方中当归养血和血；桂枝温通经脉，以畅血行，芍药益阴和营，二味相配，内疏厥阴，调和营卫；细辛散表里内外之寒邪；通草入经通脉；甘草、大枣温养脾气。诸药合用，有温经通脉、通畅血行之功。

患者二诊时月经即将来潮，经期选用温经汤合失笑散活血化瘀，因势利导，散寒止痛，瘀血得去，新血乃生。后予桂附地黄丸固本善后。嘱咐患者少贪凉，适度运动。

根据患者情况，选择最佳治疗时机，针对病机靶点治疗，常事半功倍。

第八节　闭经

对闭经首先要区分是原发性闭经还是继发性闭经。原发性闭经是指女性年逾15岁，虽有第二性征发育但无月经来潮，或年逾13岁，尚无第二性征发育及月经。继发性闭经是指月经来潮后停止3个自身月经周期或6个月以上。需要注意的是如果青春期女性月经初潮后1年内发生月经停闭、数月不行，不伴有其他不适症状者，一般不作闭经论，不需要治疗，但需要关注其体重、第二性征发育等情况。原发性闭经多由遗传因素和先天发育异常所致，需要进行染色体及彩超等检查；继发性闭经分为下丘脑性、垂体性、卵巢性和子宫性闭经，要结合生殖激素、超声检查等确定原发病，针对具体病因进行治疗。闭经的原因复杂，若因先天性生殖器官发育异常或后天器质性损伤而闭经者，非药物所能治疗。

对于闭经首先要分虚实。虚者多因精血匮乏，冲任不充，血海空虚，无血可下；实者多为邪气阻隔，冲任瘀滞，脉道不通，经不得下。闭经的治疗原则，虚证者补而通之，实证者泻而通之，虚实夹杂者当补中有通，攻中有养，皆以恢复月经周期为要。若因其他疾病而致经闭者，又当先治他病，或他病、调经并治。常见分型有肾气虚证，治疗宜选用大补元煎加减；肾阴虚证，治疗宜选用左归丸；肾阳虚证，治疗宜选用十补丸。脾虚证，治疗宜选用参苓白术散加减。精血亏虚证，治疗宜选用小营煎加减。气滞血瘀证，治疗宜选用膈下逐瘀汤加减。寒凝血瘀证，治疗宜选用温经汤加减。痰湿阻滞证，治疗宜选用苍附导痰汤或丹溪治湿痰方加减。

"以瘦为美"成为当下的主流审美观，各种的减肥方式层出不穷，节食是最常见的方式，而节食后导致的月经错后、月经稀发、月经过少甚至闭经的患者常可以见到。过度肥胖会影响健康，过度节食减肥对女性的不良影响也不可小觑。脾胃为后天之本，气血生化之源，妇女之经水、乳汁皆赖脾胃运化而生。节食减肥，饮食偏嗜，可致脾胃受损，无力运化水谷，气血不生，血海无以满溢，故见闭经。且节食导致的脾胃虚弱闭经，在治疗时不可一味使用峻补之法、大量滋腻之药，脾胃运化乏力，恐生痰湿，故在治疗时用药应和缓平补，同时配伍芳香醒脾之药，如陈皮、砂仁等，以及健脾开胃之药，如山楂、麦芽等。在脾胃功能逐渐恢复以后，固本善后，可配伍滋补肝肾之药，如菟丝子、鹿角霜、肉苁蓉等。在益气和血、健脾开胃的同时，也要注重月经周期规律，随经期用药。节食减肥者心情也会受到影响，临床可以佐以疏肝之品。同时要帮助患者建立正确的健康观，建立良好的饮食和运动习惯，建立自信。

验案举例

姜某，女，20岁，未婚，2022年12月30日初诊。

主诉：月经停闭5个月余。

现病史：平素月经周期不规律，（5~7）天/（40~60）天，量色正常。LMP2022年7月8日，5天净，量、色正常。1个月前自行口服地屈孕酮20片（每次10mg，每日2次）月经未潮。近半年因舞蹈考级加大运动量配合节食减肥5kg，现考试结束已停止节食减肥，但无食欲，体重持续下降。平素易腹胀，纳少，眠差，小便可，大便5~7日一行。

月经孕产史：11岁初潮，（5~7）天/（40~60）天，否认性生活史。

体格检查：一般情况好，神清，精神可，面色苍白，舌体胖大，苔少，脉沉细略滑。身高165cm，体重44kg，BMI（身体质量指数）16.2kg/m^2。

辅助检查：妇科彩超示子宫附件未见异常，内膜厚约6.0mm。FSH9.14mIU/mL，LH2.83mIU/mL。甲状腺功能及血常规检查均正常。

西医诊断：继发性闭经。

中医诊断：闭经，脾胃虚弱证。

治法：益气养血，健脾和胃。

处方：黄芪15g，人参10g，当归10g，白芍15g，茯苓20g，白术20g，砂仁10g，焦神曲20g，麦芽20g，熟地黄15g，陈皮

15g，乌梅6g，大枣10g，10剂，饭后温服。

嘱适当运动，少食多餐，饮食均衡。

辨治思路：患者过度节食以致脾胃功能受损，脾胃虚弱，气血生化乏源，冲任空虚，血海不能满盈，致使月经停闭。脾虚运化失司，湿浊内生，更见食少脘腹胀满。舌体胖大，苔少，脉沉细略滑，均为脾虚之征。故予十全大补汤加减益气养血，健脾和胃。

二诊：2023年1月13日。

服药后食欲增加，大便3~5日一行，眠差，焦虑，腹胀，脉诊沉细略滑。

上方去砂仁、乌梅、大枣，加木香10g，香附15g，制远志10g，桂枝10g，10剂，水煎，早晚分服。并给于香砂养胃丸健脾养胃。

辨治思路：患者脉显滑象，结合患者情况，考虑血脉渐充，提示月经即将来潮，故加香附、木香以行气通经。"胞脉者，属心而络于胞中"，结合患者眠差，考虑脾胃虚弱，脾升胃降功能受阻，继而心肾不得相交，故加远志、桂枝以宁心安神。

三诊：2023年1月31日。

LMP2023年1月17日，3天净，量少，褐色。体重45.5kg，身高165cm，BMI16.7kg/m^2。

上方去陈皮、桂枝，加鹿角霜15g，酒苁蓉15g，10剂，饭后温服。

逍遥丸，8粒，每日3次。于10剂中药服完后续服。

辨治思路：患者经后期，注重固本调经，滋补肝肾。结合闭经患者"定时而攻"理论，序贯给予逍遥丸疏肝行气助月经来潮。

四诊：2023年2月26日。

LMP2023年2月20日，5天净，量色如前。腹胀较前好转。

守三诊方10剂。

后以香砂养胃丸合逍遥丸,周期治疗。

患者用药后,月经周期基本40天,量、色可。

按语: 患者因过度节食以致闭经,因脾胃虚弱,气血生化乏源。气血亏虚,冲任胞宫失于充养,无血可下,月经停闭,故一诊时予十全大补汤加减益气养血,健脾和胃。方中人参、白术、茯苓益气健脾,温而不燥,补而不峻,合用黄芪更助益气补中之效。当归、白芍、熟地黄养血活血。六药合用,使得补气行气,补血活血,而使气不滞、血不瘀,温补而不燥热。砂仁、焦神曲、陈皮健脾和胃、消食调中,麦芽行气消胀,乌梅开胃生津,大枣行气和中。诸药合用,益气养血,健脾和胃。并嘱患者适度运动以升阳气。二诊时月经即将来潮,加用行气通经之药。经后期,注重固本调经,滋补肝肾。在治疗本病时要随时根据患者情况(阴阳气血变化之象)把握患者所处月经的阶段,如患者气血充盛之时(以患者症状及脉象为依据),适时给予理气通经之品,切不可概投温补药物,以免犯"虚虚实实"之戒。

第九节 崩漏

崩漏是指经血非时暴下不止或淋沥不尽,前者称为崩中,后者称为漏下,由于崩与漏二者常相互转化,故概称崩漏,是月经周期、经期、经量严重紊乱的月经病,是妇科常见病、多发病,同时也是疑难病。《素问·阴阳别论》首次提出"阴虚阳搏谓之崩"。以此为病名的疾病涉及月经病、带下病、产后病、妊娠病等,《金匮要略》首次提出"妇人有漏下者,有半产后因续下血都不绝者",可见崩和漏是不同的。到了隋代巢氏在《诸病源候论》中列"漏下候""崩中候"和"崩中漏下候",认为崩和漏可相互转化。宋代陈自明在《妇人大全良方》中首次把崩、漏合称。《景岳全书·妇人规》云："崩漏不止，经乱之甚者也。"本节将崩漏限定在月经病范围。至于因明显器质性病变，或妊娠期、产褥期表现为如崩似漏的出血证，在诊断崩漏时应进行鉴别。崩漏是妇科疑难病，西医学的排卵障碍性异常子宫出血可参考本病治疗。

西医治疗原则是出血期止血并纠正贫血，常选用孕激素子宫内膜脱落法、短效避孕药或高效合成孕激素子宫内膜萎缩法，必要时诊断性刮宫。血止后采用药物调整月经周期，预防子宫内膜增生和复发，有生育要求者促排卵治疗。中西医的治疗原则在一定程度上有异曲同工之妙。

中医学认为崩漏的病因较为复杂，可概括可为热、虚、瘀三个方面，主要发病机理是劳伤血气，脏腑损伤，血海蓄溢失常，冲任二脉不能制约经血，以致经血非时而下。崩漏日久经乱，病机多虚实夹杂：如肝郁化火既有热扰冲任，迫血妄行的病机，又有肝失疏泄，血海蓄溢失常的病机。或有肾水不足，水亏则不能上济心火，心火亢盛，肝肾之相火夹心火相煽，而成为心、脾、肝、肾同病的崩漏证。所以，崩漏病因复杂，病机多变，治疗更需随机应变。辨证要点首先要根据出血的量、色、质辨明血证的属性，分清寒、热、虚、实。中医临证治疗崩漏，根据病情缓急和出血时间长短的不同，本着"急则治其标，缓则治其本"的原则，灵活掌握塞流、澄源、复旧三法。塞流即止血。暴崩之际，急当止血防脱，首选补气摄血法。如用生脉散（人参、麦冬、五味子），以人参大补元气、摄血固脱，麦冬养阴清心，五味子益气生津、补肾养心、收敛固涩。若见四肢厥逆、脉微欲绝等阳微欲脱之证，则于生脉散中加附子去麦冬，或用参附汤（人参、附子）加炮姜炭以回阳救逆，固脱止血。同时针刺断红穴，艾灸百会、神阙、隐白穴。血势不减者，宜输血救急。血势渐缓应按不同证型塞流与澄源并进，采用健脾益气止血法，或养阴清热止血法，或养血化瘀止血法治之。出血减少或已止，则谨守病机，行澄源结合复旧之法。澄源即正本清源，根据不同证型辨证论治。切忌不问缘由，概投寒凉或温补之剂，一味固涩，致犯"虚虚实实"之戒。复旧即固本善后，调理恢复。但复旧并非全在补血，而应及时调补肝肾、补益心脾，以资血之源，安血之室，调周固本。视其病势，于善后方中寓治本之法。调经治本，其本在肾，故总宜填补肾精，补益肾气，固冲调经，使本固血充，则周期可望恢复正常。

本病多发生于"天癸新至"和"天癸将绝"这些特殊的生理时期，天癸新至，功能尚不成熟，天癸不能正常发挥对冲任–胞宫的作用，以致崩漏。天癸将绝，功能逐渐衰退，不能正常发挥对冲任–胞宫的作用，以致崩漏。关于病机，古人云：久崩多虚，久漏多瘀。本病的病因病机可以从虚、热和瘀三个方面考虑。

关于治疗，治崩宜升提固涩，不宜辛温行血，治漏宜养血理气，不可偏于固涩。本病病因多种，可因果相干，气血同病，多脏受累，病机复杂，虚实夹杂，病位在冲任胞宫，变化在气血，表现为子宫藏泻无度。

本病既为血证，就离不开于血液正常运行的因素，血液的正常运行，需要"气的充沛""血的充盈"与"脉道的通利"。首先就是气的充沛，对血证而言，主要是指气的充沛，才能发挥行血（推动血液）和摄血（固摄血液）的平衡与协调，既使血正常运行又能及时收摄止血，所以气虚是导致血液运行失常重要的因素，与气虚关系最密切的即脾气虚和肾气虚。其次，血不充盈，主要指营血不足，与脾胃虚弱之血虚密切相关。需要注意的是若患者素体阴血虚，一方面阴血不足，另一方面阴虚生内热，这种虚热仍然会耗血，加重阴虚、血虚，也是血虚的一种。当然，肾为血之根，肾虚，精血不足，胞宫血海也是血虚的状态，需要顾及。瘀，作为病理产物，也是致病因素，在血证的发生中至关重要，"旧血不去，新血不得归经""出血何根，瘀血即其根也"，血证的发生，因瘀血所致，这种瘀血不清除，出血就得不到根本解决。瘀血作为病理产物，可能与气滞、气虚、寒邪、血虚、血热等均有关。

临床要注意，塞流止血不能一味采用收敛及炭类药，以免闭门留瘀致反复出血，缠绵不愈。《蒲辅周医案》云："若见一血崩，即用收涩之品，虽取效于一时，恐随止即发。"止血同时要加入甘温补气或甘寒益气之品，以固耗散之元气，回阳气于垂绝。正如《济阴纲目》所言："劳伤崩漏，常譬之血犹水也，气犹堤也，堤坚则水不横决，气固则血不妄行，自然之理也。"气为血之帅，气能生血、行血、摄血。有形之血不能速生，无形之气所当急固。出血期治疗重在补气止血防脱。同时，还要注重运用化瘀止血药物，旧血不去，新血不得归经，蒲辅周先生曾用"河水成灾多为河床阻塞不利"之语，生动形象地比喻崩漏的发病机理。

本病出血期的治疗，要注意以下几点：

（1）重用参、芪以加强固摄之力，所谓"治崩必治中州"，尤其对于出血多，色淡，质稀薄，甚至如水的患者，所谓"有形之血不宜速生，无形之气所当急固"，大剂量的补气健脾药物才能固摄血的泛溢。

（2）在补气同时，气虚多陷，出血愈多，此时要谨记"治病之法，高者抑之，下者举之。吐衄所以必降气，下血所以必升举也"。在方中宜酌加升提之品，如陈皮、升麻等，量不必太大。

（3）要理解"血热堤决"的现象，热为阳邪，郁积于内，可迫血妄行，导致骤然出血增多。用药时本应清热遏流，但要注意血得寒则凝，故用药不宜过于苦寒，要注意适当配伍活血散瘀之品，以防闭门留寇，清热要注意养阴以清热。另外注意下焦之热可以考虑随二便而去。

（4）治疗时注意活血化瘀，活血以化瘀，化瘀以止血。尤其对于漏下不止者，不少医生认为，出血不多，收敛止血即可，其实，古人认为"久崩多虚，久漏多瘀"，对于漏下不止者，要仔细判断有无血瘀存在。在门诊为了让患者理解瘀血不去血不得止的道理，我会用如下解释：如果门缝里有异物，门势必关不严，如果想把门严丝合缝地关闭，必须清理出异物。瘀血就如异物，哪怕少量瘀血，也会出现漏下不止。如果判断不清是否有瘀血，不妨用小剂量活血药试探性治疗，如果用药后出血增多，有血块，伴小腹刺痛，为有瘀血之证，根据出血量、血块、有无腹痛及3剂药后情况，酌情调整下一步治疗。

血止后要根据不同年龄阶段及患者需求进一步治疗：依据"妇人童幼天癸未行之间，皆从少阴论之；天癸既行，皆从厥阴论之；天癸已绝，乃属太阴经也"的论述，青春期多从肾治疗，调整月经周期使月经早日规律；育龄期女性，有怀孕要求者，或西药促排卵，或肝脾肾三经同治，中药补肾疏肝，调整月经周期，调经种子；绝经期从脾胃论治，恢复体质，防止复发及恶变。

在血止后，复旧为主结合澄源。复旧时候要个体化治疗。固本善后是影响患者疾病是否复发的关键因素，切记。

在固本善后阶段要注意问大便情况，二阳致病，大便秘或少或不畅均会导致阳明瘀滞，血海不安，病情反复，需注意。

治疗崩漏，对于顽固出血，病情反复，遇到此情况，我们要考虑：①辨证是否正确？要再次四诊合参，注意"独处藏奸"，审因析证。②患者病机有无转化？疾病是动态发展过程，随着出血的增多，患者的病机会有新的转化，是否兼顾了呢？③出血久，胞宫泻而不藏，出血多，正气亏虚，外邪易侵袭，患者有无合并感染邪毒？④病久不愈，反复出血的患者，是否排除了恶变？尤其是更年期患者，异常子宫出血常常是子宫内膜或者宫颈有恶性病变，我们一定要排除相关疾病后再行治疗。⑤患者大便及情绪如何？

验案举例

王某，女，46岁，已婚，2023年4月11日初诊。

主诉：阴道淋沥出血2个月余，加重5天。

现病史：既往月经周期规律，16岁月经初潮，7天/25天，量色正常。LMP2023年2月2日，月经来潮第1～3天量、色如前，后出血量时多时少，量多时如正常月经量，量少时点滴即净，持续至今，未治疗。5天前加班劳累后阴道出血量突然增多，量大如崩，色紫红，有大量血块，伴小腹坠胀痛，块下痛减。现自觉乏力，困倦，头晕，偶有心慌。纳可，眠差，二便正常。育2子，无怀孕要求。

月经孕产史：16岁初潮，7天/25天，G_2P_2，顺娩2子。现工具避孕。

体格检查：一般情况好，神清，精神可，舌紫暗，苔黄腻，脉沉细略滑。

辅助检查：尿妊娠试验阴性。HGB106.00g/L。妇科彩超检查：子宫内膜回声不均（7.5mm），子宫肌瘤（后壁，14mm×10mm），左侧卵巢囊肿（35mm×24mm）。

西医诊断：异常子宫出血。

中医诊断：崩漏，脾虚血瘀证。

治法：益气健脾，化瘀止血。

处方：炙黄芪30g，黄芩15g，白术20g，升麻10g，醋香附15g，党参20g，贯众15g，小蓟10g，海螵蛸30g，茜草10g，炮姜3g，蒲黄10g，墨旱莲20g，荆芥10g，黄柏20g，6剂，饭后温服。

嘱禁食辛辣刺激之品，禁止剧烈运动，注意休息。口服多糖铁复合物胶囊。若刚开始服药后出血量增多不必惊慌，继续服药即可。

辨治思路：患者中年女性，平素重体力劳动，易劳倦损伤脾气，致其统摄无权，冲任失固，不能制约经血以致崩漏。崩漏日久阴血亏虚，虚热内浮。脾气虚则血运迟缓，久漏而成瘀，瘀久化热。结合舌脉，舌紫暗，苔黄腻，脉沉细略滑，辨证属脾虚血瘀，治当益气健脾，化瘀止血，选用四乌鲗骨—芦茹丸合补中益气汤加减。

二诊：2023年4月21日。服药前3天出血量增多，夹有大血块，再服后出血减少，6剂后血止。疲惫乏力明显好转，纳可，眠差，入睡困难，多梦，大小便正常。舌质紫暗，苔白，脉沉细略滑。彩超检查：内膜厚约6.6mm，子宫肌瘤大小11mm×9mm。

处方：北柴胡6g，黄芪30g，人参10g，当归10g，酒萸肉15g，升麻6g，陈皮15g，砂仁10g，鸡内金20g，黄柏20g，杜仲20g，麦芽20g，地骨皮15g，白术20g，7剂，饭后温服。

嘱经期复诊。

辨治思路：患者服用一诊方药前3天出血量增多，为瘀血去，瘀血去才能新血生。二诊时出血完全停止，治以复旧为主结合澄源。患者崩漏根本原因为脾气虚致统摄无力，故二诊给予补中益气汤加减。重用黄芪、人参、白术健脾益气；小剂量柴胡助以益气升阳；当归补血养血；升麻助黄芪升阳举陷；陈皮、砂仁健脾和胃；鸡内金、麦芽消食和胃；酒萸肉、杜仲滋补肝肾，黄柏、地骨皮清退虚热。全方补益心脾，调补肝肾，以资血之源，安血之室，调周固本。

三诊：2023年5月9日。患者诉服药后症状好转，现在月经来潮，LMP2023年5月1日，持续至今，月经来潮第1~4天量、色如常，第5~7天量少色暗。自昨日起出血量多，色暗红，有血块，腹胀痛，块下痛减。舌紫暗，苔黄腻，脉沉细略滑。

守一诊方，6剂。

辨治思路：效不更方。崩漏是一个非常容易反复的疾病，固本善后是一个长期治疗的过程。在月经期出现崩中情况时应及时干预治疗，以免日久形成漏下。

四诊：2023年5月19日。患者诉服药3剂后血止，舌质暗，苔黄腻，脉沉细略滑。

补中益气丸合知柏地黄丸及逍遥丸序贯治疗，复旧善后治疗。

辨治思路：在血止后，治疗以复旧为主结合澄源。复旧并非只注重补血，应调补肝肾，补益心脾。同时视其病势，于善后方中寓治本之法。其本在肾，补益肾气，固冲调经，使本固血充，则周期可恢复正常。选用补中益气丸合知柏地黄丸益气养阴，序贯口服逍遥丸以疏肝调经，善后治疗。

按语：患者中年女性，平素重体力劳动，易劳倦损伤脾气，脾气亏虚，统摄无权，冲任失固，不能制约经血以致崩漏。长时间崩漏，气随血脱，致元气虚弱，气不摄血，以致漏下迁延日久，日久阴血亏虚，虚热内浮。元气虚弱，无力行血，血运迟缓，久漏而成瘀，瘀久则入里化热。结合舌脉，舌紫暗，苔黄腻，脉沉细略滑，辨证属脾虚血瘀，治当益气健脾，化瘀止血。在急性出血期要首先塞流，选用妇科第一方四乌鲗骨一芦茹丸，其中海螵蛸善通血脉，敛新血而破瘀血，茜草善祛瘀通经止血，下血而不留瘀，两药合用，善治血瘀经闭。重用黄芪、党参补气升提，气为血之帅，气能生血、行血、摄血，有形之血不能速生，无形之血所当急固，出血期治疗时重在补气止血以防脱。白术补气健脾，助脾运化，以资血之源，又统血归经。佐以升麻，助黄芪，更显升阳举陷、固本止脱之效。香附芳香疏达走窜，善调血中之气。贯众尤善治崩漏，可凉血止血。蒲黄活血祛瘀止血，《圣济总录》

蒲黄丸治疗崩中漏下，利尿通淋，与小蓟合用，使热邪下有出路，自小便而出。炮姜温经止血，温养血脉，而瘀血速除。墨旱莲滋养肝肾而止血。荆芥轻散上焦热邪的同时又可以止血。出血日久阴血亏虚，虚热内浮，瘀久化热，用黄芩泻上焦肺火，黄柏泻下焦肾火。全方重在补气升提以摄血止血，同时化瘀止血，以止血不留瘀，兼清热止血。

出血减少或已止，则谨守病机，行澄源结合复旧之法。患者崩漏根本原因为脾气虚致统摄无力，故选用补中益气丸合知柏地黄丸益气养阴，序贯口服逍遥丸以疏肝调经，善后治疗。

第十节　多囊卵巢综合征

多囊卵巢综合征是青春期及育龄期女性最常见的疾病之一，以雄激素过高的临床或生化表现、持续无排卵、卵巢多囊样改变为特征，常伴胰岛素抵抗和肥胖，临床表现主要有月经失调、不孕、多毛、痤疮、肥胖等，患病率为6%～20%。此外，多囊卵巢综合征患者远期易患糖尿病、高血压、子宫内膜癌等，患者一旦妊娠还易发生多胎妊娠、流产、妊娠期高血压、妊娠期糖尿病等问题，严重影响患者的生活质量和胎儿、新生儿健康。

中医学根据其临床特征及表现，将其归属于"月经不调""闭经""不孕"等范畴。《傅青主女科》云："经水出诸肾。"《医学正传·妇人科》云："月经全借肾水施化，肾水既乏，则经血日以干涸。"《丹溪心法·子嗣》曰："若是肥盛妇人，禀受甚厚，恣于酒食，经水不调，不能成胎，谓之躯脂满溢，闭塞子宫。"《景岳全书·妇人规》云："产育由于血气，血气由于情怀，情怀不畅，则冲任不充，冲任不充则胎孕不受。"从古今医家所论得知，其发病多与肾、脾、肝关系密切，但以肾虚、脾虚为主，加之痰湿、瘀血等病理产物作用于机体，导致"肾-天癸-冲任-胞宫"生殖轴功能紊乱而致病。笔者在临证时，执简驭繁，将其分为两类人群，即非肥胖型与肥胖型。

（1）非肥胖型：肝主疏泄，肾主生殖，肝藏血而肾藏精，且精血互化，均属月经来源，肝肾协调是经期正常的重要保障。若肾精不足，阴不敛阳，阳亢于上，影响肺气下降，肺气郁闭化热，故而面部痤疮。肺气不降，有碍脾气之升清、运化及水液之布散，痰饮内生。脾气不升，肾水不能上达而瘀于下焦，导致胞中寒瘀。痰瘀交阻而致月经后期、闭经。故肾虚、气滞、血瘀、湿阻为多囊卵巢综合征的病理特征，辨证属气滞湿瘀证。对此型患者在治疗时应降气化痰，滋肾活血，祛瘀通经。

临床可见月经后期，量少，或数月不行，甚则经闭不孕，精神抑郁，时叹息，胸胁胀满，乳房胀痛，食欲不振，食后打嗝上逆，舌淡紫或紫蓝色，舌体胖大，苔薄白或水滑，脉弦滑。以自拟消囊调经汤加减，方药如下：半夏10g，石菖蒲10g，茜草10g，桃仁10g，鹿角霜10g，当归10g，川芎10g，葛根10g，黄芩15g，郁金15g，熟地黄15g，山药30g，桑白皮15g。

（2）肥胖型：辨证多属肾虚痰湿证，以肾阳虚为本，痰湿瘀血为标，治疗时要注意结合患者生活方式的调理——锻炼减肥。在祛除痰湿时要注意痰与血的关系，用药不宜寒凉（病痰饮者，当以温药和之）。另外要注意应用健脾及理气药（气行则湿去），并注意温补肾阳。

临床可见月经后期，量少，色淡，质稀，甚则闭经，婚久不孕，形体肥胖，腰痛时作，头晕耳鸣，小便清长，面部痤疮，性毛浓密，舌体胖大，色淡暗，有瘀斑或瘀点，苔厚或白腻，脉沉细滑。以大柴胡汤、桂枝茯苓丸合寿胎丸加减，方药如下：柴胡

10g、半夏10g、大黄10g、枳实10g、黄芩15g、白芍15g、桂枝10g、茯苓20g、桃仁9g、丹皮15g、菟丝子20g、续断20g、桑寄生15g。

多囊卵巢综合征病情复杂，类型多样，以此两方为基本方，根据患者具体情况加减化裁多能取效。

多囊卵巢综合征是一个时有时无的很"贼"的疾病，为有效治疗本病，一定要注意平时的调养：①控制体重：合适的体脂是冲任气血充盛的表现，肥胖者建议选择中等强度的有氧运动，比如游泳、健身操、骑单车等，每次运动30分钟左右，每周至少3次，可以消耗体内脂肪。当然也要避免过度节食、过度运动导致的体脂降低。②饮食调理：注意科学合理的饮食结构，要均衡饮食，饮食以清淡、有营养和健康为主，少吃辛辣刺激性和油腻食物。需要瘦身的女性要注意科学节食，避免盲目服用减肥药品。可以多吃些黑木耳、黑米、紫菜和黑芝麻等滋阴补肾的食物来调理。③心理调节：嘱咐患者不要过于担心，不要因此背上沉重的心理包袱，避免暴怒、抑郁、过度紧张和长期焦虑。要帮助患者树立治疗信心，保持乐观情绪，积极配合医生的治疗。④起居有常：保证充足的睡眠，避免熬夜，作息要规律。

验案举例

张某，女，27岁，已婚，2022年8月5日初诊。

主诉：停经3个月余。

现病史：患者1年多前于外院诊断为多囊卵巢综合征，伴胰岛素抵抗，自2021年2月结婚以来未避孕未孕1年余，现停经3个月，外院查β-hCG<5mIU/mL，未进行系统治疗。患者12岁月经初潮，平时月经周期不规律，一般7天/（30~60）天，近半年体重增加较快，身高160cm，体重65kg，BMI25.39kg/m^2。LMP2022年4月29日，7天净，量、色可，小腹胀，有血块，经前1周乳

房胀，小腹有下坠感，腰酸，带下量多。刻下症：停经3个月余，纳可，眠差，多梦易醒，多汗，易急躁，大便不成形，小便可。

月经孕产史：12岁初潮，7天/（30~60）天，G_0P_0，无避孕。

家族史：母亲高血压病史，外公、外婆糖尿病病史。

体格检查：一般情况好，神清，精神可，舌质紫蓝，有瘀斑，苔白腻，双寸脉浮滑，双尺脉弱。

辅助检查：妇科彩超检查：子宫内膜厚3.7mm，双侧卵巢增大，多囊样改变。生殖激素：P 0.30ng/mL，T 0.74ng/mL，E_2 38.00pg/mL，PRL 14.04ng/mL，LH 10.66mIU/mL，FSH 5.65mIU/mL。

西医诊断：①多囊卵巢综合征；②不孕症；③胰岛素抵抗。

中医诊断：不孕症，月经后期，气滞湿瘀证。

治法：化痰降气，祛瘀通经。

处方：清半夏10g，石菖蒲10g，茜草10g，炒桃仁10g，当归10g，川芎10g，葛根10g，桑白皮15g，黄芩10g，郁金15g，麻黄6g，熟地黄30g，鹿角霜15g，盐巴戟天15g，7剂，饭后温服。

辨治思路：患者为育龄期女性，月经3个月未潮，且平素情志不畅，近半年来体重增加较快，结合舌脉，辨证为气滞湿瘀证，治当化痰降气，祛瘀通经，以减轻体重、调整月经周期为重，方用消囊调经汤加减。方中葛根以升发胃阳之功、解经气壅遏之效，结合当归、川芎行气活血，使调经养血之力倍增。清半夏、石菖蒲、桑白皮清肺降气，化痰祛瘀。桃仁、茜草、郁金、黄芩、麻黄、鹿角霜行血化瘀，清热利湿。熟地黄、盐巴戟天温肾助阳调经。

二诊：2022年8月30日。LMP 2022年8月28日，量、色可，小腹胀，有血块，经前1周乳房胀、小腹有下坠感、腰酸较前减轻。月经来潮，诸症悉减，舌质暗，苔白腻，双寸脉浮滑，双尺脉弱。身高160cm，体重64kg，BMI 25kg/m^2。

初诊方加山药20g，茯苓20g，7剂，饭后温服。

辨治思路：患者情绪急躁缓解，体重减轻，经来小腹胀，有血块，经前1周乳房胀，小腹有下坠感，腰酸，结合舌脉，仍为气滞湿瘀，继续治疗。考虑患者气滞湿瘀日久，易伤及脾胃，加山药20g，茯苓20g，健脾利湿。

守方治疗2个月经周期，月经分别于2022年9月26日（周期29天）、2022年10月24日来潮（周期28天）。

三诊：2022年10月28日。患者眠差、多梦、易醒好转，偶有大便不成形。BMI24.55kg/m²。LMP2023年10月24日，月经第5天，量、色可。舌质暗，苔白腻，左脉细滑，尺脉弱。生殖激素：P 0.10ng/mL，T0.40ng/mL，$E_2$26.00pg/mL，PRL12.81ng/mL，LH4.15mIU/mL，FSH4.60mIU/mL。

处方：菟丝子20g，当归15g，炒白芍15g，北柴胡10g，茯苓20g，熟地黄20g，鸡内金20g，麦芽20g，续断20g，砂仁10g（后下），醋郁金15g，石菖蒲10g，淫羊藿10g，制远志15g，10剂，饭后温服。

来曲唑片，每次2.5mg，每天1次，10月29日开始服，连服5天。

嘱监测卵泡。

辨治思路：患者经过3个月经周期治疗，诸症减轻，复查生殖激素，T降低，LH/FSH正常，体重减轻，月经规律，故本月促排卵，监测卵泡，备孕。口服来曲唑片促排卵，并以定经汤加减促进子宫内膜增长及卵泡发育，提高黄体功能。定经汤乃滋肾疏肝、调理阴阳之剂。方中菟丝子、熟地黄补肾益精，调养冲任；当归、白芍养血柔肝，调理月经；柴胡疏肝解郁，调理气血；郁金行气解郁，清心凉血；茯苓甘淡性平，祛湿健脾；砂仁芳香化湿，温中健脾；淫羊藿、续断补肾壮阳；石菖蒲、远志开心窍，畅心神；鸡内金、麦芽以疏肝解郁，醒脾开胃。全方疏肝肾之气，补肝肾之精，又可健脾化湿，宁心安神。

四诊：2022年11月11日。舌质暗，苔白腻，左脉细滑，尺脉弱。激素检查：LH9.42mIU/mL，$E_2$205.00pg/mL。妇科彩超检查：内膜厚约6.7mm，左侧卵巢内可见两个大小约21mm×17mm、12mm×7mm优势卵泡回声，右侧卵巢似多囊样超声改变。嘱患者明、后两晚同房，14日监测卵泡，卵泡破裂后予以下治疗。

处方：黄芪5g，党参3g，麸炒白术3g，陈皮5g，桑寄生5g，黄芩5g，菊花5g，续断5g，菟丝子5g，杜仲5g，巴戟天3g，10剂，饭后温服。

地屈孕酮片，每次10mg，每日2次。

辨治思路：患者处于卵泡发育期，此时查LH、E_2可了解卵泡发育情况。结果显示患者子宫内膜及卵泡发育尚佳，故予自拟着床方配合地屈孕酮片以促进受精卵着床发育。方中菟丝子、桑寄生、续断、杜仲、巴戟天，平补阴阳，滋肾填精，肾气足则胎有所系。黄芪、党参、白术、陈皮健益脾气，化痰祛湿。黄芩、菊花清热燥湿，使上下表里湿邪俱除，以调经助孕。全方共奏健脾益肾、助卵养膜之效，可促进精卵结合发育，子宫内膜增厚，受精卵成功着床发育。

五诊：2022年11月29日。患者停经36天，LMP2022年10月24日，余无不适。β–hCG186mIU/mL，P22.55ng/mL，$E_2$416.6pg/mL。

处方：太子参20g，黄芪20g，炒白术20g，黄芩10g，桑寄生15g，陈皮12g，山茱萸12g，砂仁6g（后下），金银花20g，杜仲10g，莲子心3g，阿胶4g，菟丝子20g，6剂，饭后温服。

辨治思路：患者停经36天，结合激素检查结果，判定患者为妊娠状态。考虑多囊卵巢综合征患者妊娠期胚胎发育不良及流产率较高,予自拟胎漏方加减以保胎至妊娠3个月后。方中菟丝子、桑寄生补肾安胎;黄芪、太子参、白术、陈皮健脾理气,燥湿化痰;黄芩、金银花、莲子心清热燥湿安胎;砂仁行气化湿安胎;杜仲补肝肾安胎;山茱萸滋补肝肾;阿胶补血滋阴。诸药合用,共奏补肝肾、固冲任、清湿热、安胎元之效。

按语: 多囊卵巢综合征临床多见肥胖,肥胖中医认为乃"无形之痰"异常积聚,而痰湿之邪其性为阴,且重浊黏滞,若情志异常,气滞与痰湿互结,滞于脉中,影响胞宫胞脉血液运行,久之形成湿瘀同病,加重津液输布异常,进而阻碍气血运行。患者近半年来体重增加较快,加之情志不畅,痰湿瘀血阻滞冲任,血海不能按时满盈,则月经推迟。痰湿瘀血内阻胞宫,则不能摄精成孕。因此,结合患者检查结果(LH/FSH≈2,T值升高,卵巢多囊样改变)、诸多症状及舌脉,诊断为不孕症、月经后期,证属气滞湿瘀。考虑患者月经3个月未潮,且为育龄期,因此分步调整。前期以消囊调经汤加减以化痰降气、祛瘀通经,治疗3个月经周期,使患者月经周期规律后,再调经助孕,予定经汤加减以促进子宫内膜增长,卵泡发育,予着床方加减以促进受精卵着床发育,使患者顺利妊娠。对已妊娠的多囊卵巢综合征患者来说,妊娠前3个月的保胎治疗至关重要,治当补肝肾,固冲任,安胎元。此外,多囊卵巢综合征患者怀孕不易,需要患者的坚持,时常鼓励患者也是医生在治疗过程中重要的任务。

第十一节 经行发热

经行发热主要表现为经期或经行前后出现发热,可自行缓解,又称"经来发热"。现代医学的治疗主要是心理治疗、调整生活方式与药物治疗，药物主要包括维生素B_6、抗焦虑及抗抑郁药等。

经行发热首见于宋代《陈素庵妇科补解》，陈氏提出病因有二，一为客邪乘虚所伤，一为内伤，并提出了相应治法。《济阴纲目》曰："潮热有时，为内伤，为虚，无时为外感，为实。"其认为经行发热当分虚实。本病的病机是值经期或行经前后，气血营卫失调。阴虚、肝郁、血瘀是经行发热三大病因，三者互为因果。阴虚发热首选蒿芩地丹四物汤去川芎，加银柴胡、白薇；肝郁发热首选丹栀逍遥散；血瘀发热首选血府逐瘀汤（《医林改错》）加栀子。

肝肾是经行发热的主要病位，肝肾阴虚或肝郁肾虚是经行发热的主要证型。方约之认为，妇人以血为海，妇人从于人，凡事不得专行，每多忧思忿怒，郁气居多。妇人易情志不畅，肝木失于条达，肝郁则气滞，气有余，便是火。经行之时，气血下注冲任，冲任气血充盈，或是冲气夹肝火上行，火热外达肌肤，或是气血更加郁滞，郁而化热，营卫失和，而致经行发热。妇人房劳、多产、乳众最易损伤肾气，肾精受损，阴血化源不足。妇人经期，正值由阳转阴，阳多阴少，而阴血下注冲任胞宫，阴血益虚，阴不维阳，阳气外越，营卫失调，而致经行发热。肾与肝为母子关系，肝藏血，肾藏精，精血同源而相互资生，肝主疏泄，肾主封藏，二者能够调节人体的生理活动，两脏息息相关，一脏损伤必然累及另一脏，而致阴阳失衡。经期值重阳转阴，阴血亏虚，阴阳失衡更甚，故能诱发经行发热。

临床亦有气滞血瘀型和气血虚弱型经行发热，临床只要四诊合参、详问病史，结合舌脉，不难诊断。另外临证要注重对患者进行心理疏导，并嘱患者节房事，经前禁辛辣饮食。

验案举例

张某，女，29岁，已婚，2023年2月24日初诊。

主诉：剖宫产术后1年，经前发热4个月。

现病史：1年前行剖宫产术，已断奶6个月，现月经复潮4个月，每月经前2～3天出现发热，最高温度38.1℃，伴随头痛、腰酸痛、恶心、乏力不适，无咳嗽、流涕等不适，经行后体温正常，不适症状消失。LMP2023年2月20日，现月经来潮第5天，量少色暗，无明显不适。平素自觉左膝、臀部发凉，偶伴疼痛，纳差，胃脘部易胀满，眠差，易惊醒，醒后入睡困难。

月经孕产史：12岁初潮，月经周期35～40天，量比之前减少1/3，色暗，有血块，月经来潮第一天下腹胀痛。$G_3P_2A_1$，剖宫产2女，2020年因胎停行人流术，目前暂无怀孕要求，工具避孕。

体格检查：一般情况好，神清，精神可，舌质淡暗，苔少，双关脉弱，双尺沉细。

辅助检查：盆腔彩超及血常规检查未见明显异常。

西医诊断：经前综合征。

中医诊断：经行发热，肝郁肾虚证。

治法：疏肝理气，滋肾养血。

处方：菟丝子20g，当归15g，炒白芍20g，醋柴胡10g，茯苓20g，熟地黄20g，炒山药20g，鸡内金20g，麦芽20g，黄柏20g，女贞子15g，墨旱莲15g，10剂，饭后温服。

辨治思路：患者房劳多产，加之乳众，损伤肾气，经水出诸肾，肾精不足，则月经量减少。腰为肾之府，膝部为肾经所过之处，肾虚则臀部、膝部发凉。经行之前，血充气盛下，注冲任，郁而化热。同时，经期由阳转阴，阳多阴少，精血下注，阴血更虚，阴不维阳，阳气外越，熏蒸肌表，营卫失和而发热。肝郁则脾虚，纳差。阴血亏虚，心神失养，故眠差。证属肝郁肾虚，方选定经汤，配伍鸡内金补脾胃，还能助归、芍养血通经，麦芽行气消食，黄柏清热解毒，二至丸补肝肾，滋肾阴。

二诊：2023年3月31日。LMP2023年3月20日，持续7天，量较前增多，经前无发热，来潮第一天轻微咽痒，流涕，腰酸。纳食较前增多，睡眠好转。舌质淡暗，苔黄略腻，双关脉弱。

上方去炒山药、女贞子、墨旱莲，加牡丹皮15g，栀子15g，川芎10g，泽泻10g。7剂，温服。

辨治思路：患者苔黄略腻，加用丹、栀增清热之功，川芎行气活血，泽泻利水泄热。

依法治疗3个月，经行发热消失，余症缓解。

按语：肾与肝是母子关系，肝木依靠肾水滋养，肾精不足无以滋养肝体，肝体不足则疏泄不及，肝气郁结。经行之前，气血下注冲任，血充气盛，气血更加郁滞，郁而化热。经期由阳转阴，阳多阴少，精血下注，阴血更虚，阴不维阳，阳气外越，熏蒸肌表，营卫失和而发热。

定经汤出自《傅青主女科·调经》："妇人有经来断续，或前或后无定期，人以为气血之虚也，谁知是肝气之郁结乎！夫经水出诸肾，而肝为肾之子，肝郁则肾亦郁……法宜疏肝之郁，即开肾之郁也，肝肾之郁即开，而经水自有一定之期矣。方用定经汤。"方中菟丝子补肾养肝，熟地黄滋阴补肾，二药配伍，滋补肝肾，补益冲任；当归、白芍养血益阴；柴胡疏肝解郁，和解退热；茯苓、山药健脾和中。全方滋肾养血，而兼疏肝理气，诸药合用，"肝肾之气疏而精通，肝肾之精旺而水利"，阴阳并调。

第十二节 绝经前后诸证

绝经前后诸证是指女性在绝经前后，出现烘热汗出、烦躁易怒、潮热面红、眩晕耳鸣、心悸失眠、腰背酸楚、面浮肢肿、情志不宁等，或伴月经紊乱等与绝经有关的症状，亦称"经断前后诸证"。西医称为绝经综合征，临床常给予不同方案的激素治疗。

生长壮老是一个必经的生理过程，而绝经前后这一段时间是女性从"壮"到"老"的过渡阶段，既然是过渡期，必然要有波折、起伏，注定要有一些症状出现。绝经过渡早期月经会出现紊乱，包括月经周期、经期、经量等改变，伴随月经改变出现烘热汗出、烦躁、脾气改变、失眠易醒、心悸胸闷、易惊吓，接着会出现外阴瘙痒、萎缩、尿频等其他不适，这些症状或轻或重，或长或短，或有诱因，反复发作。

《素问·阴阳应象大论》言："年四十而阴气自半也，起居衰矣。"这是女性生长发育、自然衰老的生理过程，由于激素水平的波动，有些能够迅速自我调节，有些则因各方面综合因素，不能自我调节，导致肾阴阳失衡，从而诱发心、肝、脾等脏腑机能失调。若肾阴不足，不能上济于心，则导致心火偏亢，心悸，失眠；乙癸同源，肾阴不足，精亏不能化血，导致肝肾阴虚，肝失柔养，肝阳上亢，烦躁易怒；肾与脾先后天互相充养，脾阳赖肾阳以温煦，肾虚阳衰，火不暖土，又导致脾肾阳虚，腰酸尿频，小便清长。治当补肝肾，调阴阳，兼顾疏肝健脾，调节冲任，宁心安神。用药过程中清热不宜过于苦寒，祛寒不宜过于温燥，更不可妄用攻伐。

绝经前后出现的症状较多，涉及多个系统，在治疗时可以依据症状分型论治。如以烘热、汗出为主症者，以肾为主，以肝肾阴虚、阴阳两虚为常见；以烦躁为主症者，以肝为主，以肝经郁热、肝肾阴虚、肝阳上亢为常见；以失眠、易惊吓为主症者，以心为主，以心脾两虚、心血虚、心肾不交为常见。临床常用百合地黄汤、甘麦大枣汤、二仙汤、黄连阿胶汤、小柴胡加龙骨牡蛎汤、桂枝加龙骨牡蛎汤、归脾汤、一贯煎、栀子豉汤、丹栀逍遥丸、两地汤、定经汤等，可以根据患者情况，合方或加减使用。

另外要注意以下几个方面：

（1）心态调整：很多女性纠结的是绝经意味着衰老，青春不再，心理上自己就过不去这个坎儿，其实大可不必。人生一路皆风景，只是风景不同而已，要正视绝经，淡然接受绝经。生活态度转变后也要转变生活方式。

（2）适当运动：一些舒缓的运动方式是不错的选择，如八段锦、太极拳、散步等。不建议从事过于剧烈的运动。

（3）培养兴趣爱好：如游泳、听音乐、阅读等，转变注意力。

（4）饮食调整：摄入足量蛋白质及含钙丰富食物，预防骨质疏松。

验案举例

梁某，女，40岁，已婚，2023年5月30日初诊。

主诉：月经量少2年，烘热汗出半年。

现病史：患者近2年来月经量逐渐减少，偶有血块，LMP2023年5月8日，4天净，量少如前，色暗，无腹痛。半年前因家中事务影响心情后出现烘热汗出，夜间明显，汗后身体发冷，之后烘热汗出逐渐加重。平素性情急躁，纳差，失眠多梦，活动后腰酸，夜间小便频数，大便可。否认本次经净后性生活史。

月经孕产史：15岁初潮，（4~5）天/（35~37）天，G_1P_1，顺娩1子。现工具避孕，无怀孕要求。

体格检查：一般情况好，患者体型适中，面色稍暗，舌质暗，体胖大，苔黄腻，双尺沉细，左关弦，右寸浮滑。

辅助检查：2023年4月10日：LH30.96mIU/mL，FSH20.87mLU/mL。乳腺彩超检查示增生样改变。子宫附件彩超检查未见明显异常。

西医诊断：绝经综合征。

中医诊断：绝经前后诸证，肝郁肾虚证。

治法：滋阴潜阳，补益肝肾。

处方：百合20g，熟地黄20g，醋郁金30g，淫羊藿10g，仙茅10g，盐杜仲20g，黄柏30g，鸡内金20g，浮小麦30g，续断20g，煅牡蛎20g，桑叶30g，白芍15g，7剂，饭后温服。

同时告知患者平时注意情绪调节，增加户外运动，培养兴趣爱好，听轻音乐，畅情志。

辨治思路：患者肝肾阴虚火旺，肾阴不足，水不涵木，肝火旺盛，则烘热汗出，烦躁；肾阴虚不能上济于心，心火偏亢，则失眠多梦；肾阳虚衰，阳气不能外达，经脉失于温煦，膀胱气化无力，不能蒸腾，则尿频，小便清长；水湿内停，不能运化，则舌体胖大。方中百合苦寒，清气分之热，养阴清心安神；熟地黄补血滋阴，填精益髓，甘润泄血分之热；郁金清心，行气解郁；黄柏走至阴，有泻火补阴之功；仙茅、淫羊藿为二仙汤核心，温补肾阳，补肾精，泻肾火，调冲任，阴阳互助，而泉源不竭，可调整卵巢功能，促进内分泌水平恢复；盐杜仲、续断补肝肾，强筋骨；鸡内金健脾消食，除积热；浮小麦除虚热，止汗；煅牡蛎重镇安神，潜阳补阴；白芍禀木气而治肝，禀火气而治心，能调血中之气，故敛阴止汗，平肝抑阳；桑叶清热不伤阴。

二诊：2023年7月25日。服药后烘热汗出症状好转，眠差，梦多，易惊醒，近期因家中事务心情烦躁。LMP2023年7月15日，5天干净，量少，色暗。舌暗，体胖大，苔黄腻，舌下络脉迂曲，脉左弦大，双尺脉弱。

一诊方减郁金、浮小麦，加天麻10g，钩藤10g，石决明30g，首乌藤15g。7剂，饭后温服。因其为外地患者，嘱中药服完后继以逍遥丸口服。

辨治思路：患者因家庭琐事烦躁，急躁易怒，苔黄腻，舌下络脉迂曲，脉左弦大，双尺脉弱，可知肝经郁热明显，进一步有热甚动风可能，故急以天麻、钩藤、石决明平肝息风，首乌藤滋补肝肾，安神定志。

三诊：2023年8月30日。服药后烘热汗出明显减轻，睡眠质量较前提高，小便频数症状消失，偶有起夜，自觉身体轻松，心情愉悦。舌暗，体胖大，有齿痕，双脉弦细。

一诊方减仙茅、续断、煅牡蛎，加首乌藤15g，当归15g，麦芽20g，7剂。继以逍遥丸口服。

后随访患者半年，偶有夜间潮热，夜眠可，情绪稳定。

按语：《素问·上古天真论》云："六七三阳脉衰于上，面皆焦，发始白。七七任脉虚，太冲脉衰少，天癸竭，地道不通，故形坏而无子也。"妇女年近六七之年，机体处于肾气衰、天癸竭、冲任脉虚损的状态，从而引发绝经诸症。肾为根本，肾之阴阳失调则牵扯心、肝、脾等脏腑，引发郁、痰、湿、瘀等病理，虚实夹杂，诸症则生。治当补肝肾，调阴阳，兼顾疏肝健脾，调节冲任，宁心安神。同时要多注重心理状态的调整，适度运动，培养兴趣爱好，家人也要多陪伴，增加关注度。

第十三节　带下过多

带下量过多，色、质、气味异常，或伴全身、局部症状者，称为"带下过多",又称"下白物""流秽物"等。西医妇科疾病如阴道炎、宫颈炎、盆腔炎性疾病等引起的阴道分泌物异常与带下过多者,可参照本病辨证治疗。

中医学认为带下病多系湿邪尤其是湿热为患,而脾肾两虚是发生的内在条件。感受湿热是外因,任脉不固,带脉失约是关键病机。治疗以祛湿止带为主,湿热者,或清或利;病在脾者,宜升宜燥;病在肾者,宜补宜涩。主要证型包括脾虚证、肾阳虚证、阴虚夹湿热证、湿热下注证和湿毒蕴结证。

本病要根据带下的量、色、质、气味的异常及伴随症状、舌脉辨其寒热虚实。带下量多,色白,质稀薄,神疲乏力,倦怠嗜睡,舌体胖质淡,见齿痕,苔薄白或白腻,脉细缓,多为脾虚证,方选完带汤加减;带下量多,色淡,质清稀如水,面色晦暗,畏寒肢冷,小便清长,大便溏薄,舌质淡,苔白润,脉沉迟,多为肾阳虚证,方选内补丸加减;带下量多,质稍稠,色黄或赤白相间,有臭味,阴部灼热或瘙痒,伴五心烦热,失眠多梦,口燥咽干,舌质红,苔薄黄或黄腻,脉细数,多为阴虚夹湿热证,方选知柏地黄丸加减;带下量多,色黄或呈脓性,气味臭秽,外阴瘙痒或阴部灼热,伴全身困重乏力,胸闷纳呆,小腹隐痛,小便黄少,大便难,舌质红,苔黄腻,脉滑数,多为湿热下注证,方选止带方加减;带下量多,色黄绿如脓,或五色杂下,质黏稠,臭秽难闻,伴小腹或腰骶胀痛,小便色黄,大便干结,舌质红,苔黄腻,脉滑数,多为湿毒蕴结证,方选五味消毒饮加减。

笔者认为,带下过多的病机以"湿"为主,有内外之分,内因多为脾肾两虚,外因则为外感湿邪,或久居湿地,或经期产后摄生不慎,或手术损伤。反复难愈之带下过多,要注意"湿郁久化火生热"及"湿邪凝滞气血致瘀"两个因素。湿热瘀互结日久,加重脾肾损伤，邪盛正虚，病程长，病情容易反复，迁延不愈。湿热瘀结，损伤任带，表现为带下多、色黄、有异味，外阴瘙痒，甚至腹痛腰酸等，此时宜清利湿热。而清热利湿又当考虑湿去则热不独存，仍以祛湿为先。瘀与湿即血与水，形影不离，故治湿之时，勿忘祛瘀。同时兼以扶助正气，脾肾阳气充足，温养气血，则瘀血流通，湿浊得以消散。带下过多患者，阴道局部微生态改变，局部免疫力下降，容易合并病毒感染，所以临床治疗带下反复、治疗效果欠佳者，除辨证论治外，要结合HPV等检查，以防疾病进一步发展，必要时针对性局部用药。带下病经常复发，要注重瘥后防复，叮嘱患者平时应注意个人卫生，但是不要经常性使用阴道清洁剂，以防破坏阴道内菌群平衡。要节制房事，以免房劳多产损伤任带二脉；少食寒凉、辛辣、肥甘、厚腻之品，减少湿热内生；保持心情愉悦，身心舒畅，使机体气血运行顺畅。带下病迁延日久，易导致癥瘕、盆腔炎性疾病甚至不孕症等。若带下气味臭秽，尤其是绝经后患者，要注意排除恶性病变可能。

验案举例

陈某，女，26岁，已婚，2023年4月12日初诊。

主诉：带下量多伴色黄半年。

现病史：患者近半年无明显诱因反复出现白带量多，呈豆腐渣样，色黄，有腥臭味，夜间瘙痒，伴随阴部潮湿感。平素自行用清洗液清洗外阴，喜食辛辣刺激之品，喜凉饮，偶见胃脘部疼痛，反酸，烧心感，眠可，小便可，便秘，2~3天一次。

月经孕产史：14岁初潮，7天/（30~35）天，经前2~3天偶见少量褐色分泌物，LMP2023年4月3日，7天净，量较前增多，色暗，有血块。$G_4P_2A_2$，顺娩1子1女，现工具避孕，暂无怀孕要求。

体格检查：一般情况好，神清，精神可。外阴发育正常，阴道内可见大量黄白色豆腐渣样分泌物，阴道壁潮红；宫颈陈旧性裂伤；子宫前位，正常大小，压痛阳性，右侧附件区增厚压痛阳性，左侧附件区未见明显异常。舌质暗，苔黄腻，脉沉滑。

辅助检查：妇科彩超检查：子宫内膜厚约6.4mm，右侧附件区囊肿44mm×38mm。阴道炎六联检：pH值4.40，清洁度Ⅲ度，外阴阴道假丝酵母菌阳性。

西医诊断：①外阴阴道假丝酵母菌病；②盆腔炎性疾病。

中医诊断：带下过多，湿热瘀结证。

治法：清热祛湿，化瘀止痛。

处方：黄芪15g，薏苡仁20g，败酱草20g，连翘10g，桂枝10g，茯苓20g，炒桃仁10g，白芍15g，牡丹皮15g，黄柏20g，蒲黄10g，钩藤10g，五灵脂10g，大黄6g，炒冬瓜子20g，7剂，饭后温服。

硝呋太尔制霉素阴道软胶囊睡前阴道纳药，洗剂外洗。

嘱患者禁房事，忌寒凉辛辣刺激饮食，忌肥甘油腻甜食，勿熬夜。

辨治思路：患者为青年女性，平素嗜食肥甘厚味、辛辣寒凉之品，损伤脾气，脾虚湿盛，湿浊内生，郁久化热，湿热流注下焦，损及任带，任脉不固，带脉失约，而致带下过多，色黄。湿热内蕴，日久气血阻滞，湿热与瘀血相互胶着，日久阻滞冲任、胞宫，不通则痛，则见子宫压痛，右侧附件区增厚压痛。湿热瘀阻滞胞宫，日久成癥。湿热内结，伤津耗液，影响脾胃运化，阻滞肠道气机，则便秘。脾虚则肝气乘脾犯胃，偶见胃痛、反酸、烧心。舌质暗，苔黄腻，脉沉细，辨证为湿热瘀互结。给予薏苡附子败酱散合桂枝茯苓丸加减清热祛湿，化瘀止痛。同时配合阴道纳药、外洗。

二诊：2023年4月25日。患者白带发黄较前明显减轻，量多，反酸、烧心好转。服药后稍腹泻，泻后身体轻松，无其他不适。

上方去炒冬瓜子、钩藤，加续断30g，香附15g，醋郁金20g。10剂。

辨治思路：患者白带发黄减轻，反酸、烧心好转，时间接近经期，既往经前见少量褐色分泌物，故加香附、醋郁金行气解郁，续断益肾固冲以善后。

按语：患者为青年女性，嗜食辛辣寒凉之品，易损脾阳，脾虚湿郁，日久化热，流注下焦，带下过多，色黄。脾气虚则运化无力，气虚血瘀，湿热与瘀血相互胶着，日久阻滞冲任、胞宫，不通则痛。一诊时，给予患者薏苡附子败酱散合桂枝茯苓丸加减。薏苡附子败酱散见于《圣济总录》，治疗素体阳虚，寒湿瘀血互结，而致腐败成脓，身无热，肌肤甲错，腹皮急，如肿状，按之软，脉数。方中重用薏苡仁利湿排脓，轻用附子扶助阳气，以散寒湿，佐以败酱草破瘀排脓，配合成方，共奏利湿排脓、破血消肿之效。此患者脾虚湿盛，湿瘀化热，故方中去附子，以黄芪扶助阳气，以散寒湿。桂枝茯苓丸见于《金匮要略》，主瘀滞胞宫，结而为患。方中桂枝温通经脉而行瘀滞，茯苓健脾利湿，牡丹皮散血行瘀而退瘀热，芍药柔肝理脾调气血，桃仁活血化瘀而破瘀块。芍药、桂枝一阴一阳，茯苓、牡丹皮一气一血，桃仁既破且散，五药合用，共奏活血化瘀、调理气血之效。蒲黄、五灵脂相须合用，活血祛瘀，通利血脉，而止瘀痛；配伍连翘清热，黄柏清热利湿止带，大黄泻热破瘀，同时通便，炒冬瓜子排脓利湿，佐以小剂量钩藤平肝泻热。

湿热瘀互结日久，加重脾肾损伤，邪盛正虚，病程长，病情容易反复，迁延不愈。二诊时加续断益肾固冲以善后，且嘱其平素少食辛辣寒凉之品，注重固护脾肾之气。

第十四节 妊娠恶阻

妊娠早期仅有恶心、头晕乏力或仅晨起呕吐者,为早孕反应,一般在孕12周后逐渐消失,不属病态。若恶心呕吐严重,或频繁呕吐,不能进食,或者食入即吐,头晕厌食者,为妊娠恶阻,也称"恶阻""阻病""病儿"。孕妇症状严重且持续,可能导致脱水、电解质紊乱、酮症酸中毒等,甚至影响胎儿发育。西医以静脉补液,补充维生素,纠正脱水、电解质紊乱及镇吐治疗为主。大多数妊娠恶阻患者经积极的调整与治疗,症状可以缓解或者消失,少数患者可持续到妊娠中晚期,极少数因严重影响孕妇健康,需适时终止妊娠。因本病以严重恶心呕吐为主症,临床应与葡萄胎、妊娠合并急性胃肠炎等鉴别。

恶阻一病,本在脾胃纳运功能虚弱,关键病机为冲气上逆,胃失和降。冲脉是经血汇聚之所,其盛衰对妇女经、孕、胎、产有着重要的影响。妊娠后,全身的阴血在冲任胞宫内聚集以养育胎儿,阴血下聚,则冲气上逆。肝木体阴而用阳,肝阴不足,肝失柔和,肝阳有余,肝木旺而脾土弱,气相对偏盛,加之平素肝郁脾虚,或孕后恚怒伤肝,肝郁日久,郁而化火,则肝火更旺,冲脉之气夹肝火犯胃而致妊娠恶阻。妊娠恶阻的病位主要在冲脉与脾胃,涉及肝,究其病机,无论哪一种证型,均由肝气(冲脉)上逆犯胃引起。

本病着重从呕吐物的性状(颜色、质地、气味)及呕吐的时间,结合全身症状、舌脉综合分析,辨其寒热虚实。如呕吐清水清涎,口淡者,多属虚证;呕吐酸水或苦水,口苦者,多属实证、热证;呕吐痰涎,口淡黏腻者,为痰湿阻滞;吐出物呈咖啡色黏涎或带血样物，则属气阴两亏之重证。若伴脘腹胀闷，不思饮食，头晕体倦，怠惰思睡者，为脾胃虚弱证；伴胸胁满闷，嗳气叹息，头晕目眩，口苦咽干，渴喜冷饮，便秘溲赤者，多为肝热证；伴胸膈满闷，不思饮食，口淡黏腻，头晕目眩，心悸气短者，多为痰滞证。

治疗脾胃虚弱证首选香砂六君子汤，肝热证首选加味温胆汤，痰滞证首选青竹茹汤。若呕甚伤津，五心烦热，舌红口干者，加玉竹、石斛养阴清热；便秘者，加胡麻仁润肠通便；时时流涎者，加益智仁、豆蔻温脾化饮，摄涎止唾。出现呕吐带血样物，发热口渴，尿少便秘，唇舌干燥，舌红，苔薄黄或光剥，脉细滑数无力等气阴两亏的严重证候，方用生脉散合增液汤加乌梅、竹茹、芦根等，必要时采用中西医结合治疗，予输液、纠正酸中毒及电解质紊乱。

笔者临床经验，若脾胃虚弱，口水多，呕吐物为稀涎者，可加半夏干姜人参丸。关于妊娠期是否可以用半夏，《神农本草经》记载："半夏，主伤寒，寒热，心下坚，下气。"笔者认为，有是证用是药，"有故无殒亦无殒也"，首先辨证确为痰湿内阻，半夏可用，多用姜半夏 6~10g，另外加生姜 20g，一则姜半夏既正中病机，另用生姜既解半夏之毒，又增强止呕作用，只是要注意半夏剂量不宜大，中病即止，且不宜久服。《金匮要略浅注》云此为治妊娠呕吐不止方也。半夏得人参，不唯不碍胎，且能固胎。若患者肝热，呕吐酸水、苦水者，可以中西医结合治疗。本病的中医治疗以健脾胃、降逆气，恢复脾升胃降、运化有序的正常状态为原则，故服药时宜少量多次频服，服药前可佐以少量生姜汁含化以助和胃纳药。不必绝对禁食水，绝对禁食水会导致胃虚，加重气逆。服药后若症状减轻，饮食仍需少量多餐，不可暴饮暴食。

另外，一些中医外治法对于治疗妊娠恶阻也有一定作用，如穴位贴敷、耳穴压豆、穴位注射、针刺等。

妊娠恶阻的发生及程度与个人体质、脾胃状况、情绪变化、孕后家人关怀程度及其他因素有关，所以对脾胃状况欠佳、情绪波动较大的女性建议孕前适当调整，孕后家属要给予适当关怀，日常生活中也应注重调护，孕期多听胎教音乐，定期围保，保持心情舒畅，避风寒，防外感，避免负重、攀高等。呕吐剧烈、频繁者，注意观察尿量、尿色等，及时就诊。

验案举例

陈某，女，22岁，已婚，2021年5月5日初诊。

主诉：停经49天，恶心呕吐进行性加重1周，阴道出血3天。

现病史：平素月经周期规律，7天/30天，量、色可，无痛经，无血块，LMP2021年3月17日。1周前出现恶心呕吐进行性加重，食入即吐，呕吐物为胃内容物，纳呆，嗜睡，余无其他不适。3天前出现少量阴道出血，色暗红，轻微腹痛，无腰酸、下腹坠胀感等不适。刻下症：神志清，精神欠佳，恶心呕吐，食入即吐，轻微腹痛，少量阴道出血，乏力，嗜睡，余无其他不适，大小便正常。

体格检查：面色略黄，面带焦虑，表情痛苦，无特殊气味，呕吐物为稀涎，口水多，舌质淡，苔白厚腻，苔上水痕明显，脉弦细略滑，尺脉弱。

辅助检查：β-hCG 50869.5mIU/mL，P22.36ng/mL，$E_2$968.2pg/mL。

彩超检查：宫内早孕，孕囊25mm×31mm，囊内可见卵黄囊及胎芽，胎芽长约5mm，可见胎心搏动。

西医诊断：①妊娠剧吐；②先兆流产。

中医诊断：妊娠恶阻，胎动不安，脾肾两虚兼肝郁证。

处方：黄芪20g，炒白术20g，人参10g，黄芩15g，杜仲30g，桑寄生20g，干姜5g，陈皮15g，砂仁12g，姜竹茹10g，姜半夏

10g，生姜20g，3剂，每日一剂，浓煎100mL，少量多次服。

另嘱调畅情志，注意休息，服中药前以生姜汁含于口内。

辨治思路：患者以"停经49天，恶心呕吐进行性加重1周，阴道出血3天"为主诉就诊，妊娠恶阻、胎动不安诊断明确。孕后血聚冲任以养胎，冲脉气盛，夹胃气上逆，胃失和降。肝血更虚，肝火愈旺，冲气、肝火上逆犯胃而致恶心呕吐。《女科经纶》曰："有孕妇三月，呕吐痰并饮食，妊娠呕吐属肝夹冲脉之火冲上也。"故予橘皮竹茹汤合干姜半夏人参丸加减。

二诊：2021年5月12日。患者恶心呕吐较前明显减轻，且无腹痛及阴道出血，现仍乏力，嗜睡，大便干，2~3天一行，小便正常。面色稍红润，精神可，无特殊气味，舌淡，苔白，脉缓滑。

一诊方加决明子30g，7剂，每日1剂，浓煎，少量多次频服。

辨治思路：患者临床症状较前好转，守前方，因大便干，予决明子润肠通便。

三诊：2021年5月19日。患者精神可，无腹痛，无阴道出血，恶心呕吐不明显，乏力，嗜睡，余无其他不适，纳眠尚可，二便调。彩超检查：宫内孕9^+周，胚胎存活。

守上方，6剂，隔日一剂。

按语：本患者为妊娠恶阻兼胎动不安，治当和胃降逆兼以安胎，故予橘皮竹茹汤合干姜半夏人参丸加减。

《本草汇言》曰："橘皮，理气散寒，宽中行滞，健运肠胃，畅利脏腑，为脾胃之圣药也……如欲调气健脾者，橘皮之功居其首焉。"陈皮味芳香，行脾胃之气滞，健脾开胃止呕；砂仁理气化湿，健脾和胃，可治疗湿浊中阻之呕吐，另可理气安胎；半夏降逆止呕，且燥湿化痰；生姜、干姜温中止呕，现代药理学研究显示生姜可以有效缓解妊娠各时间段的恶心呕吐，且不增加对胎儿的风险；橘皮、竹茹降上逆之气；人参、生姜交通上下气机。治疗妊娠疾病时应注意治病勿忘安胎，黄芩、白术为清热安胎圣药；杜仲、桑寄生补益肝肾安胎；黄芪、白术益气健脾，利湿化痰。诸药合用，共奏健脾补肾安胎、疏肝理气止呕之效。

第十五节　胎漏、胎动不安

妊娠期阴道少量流血，时出时止，或淋沥不断，而无腰酸、腹痛、小腹坠胀者，称为胎漏，亦称"胞漏"或"漏胎"。妊娠期间出现腰酸、腹痛、小腹下坠，或伴有阴道少量流血者，称为"胎动不安"，又称"胎气不安"。两种病证相当于西医学的先兆流产，多给予孕激素治疗。

其发病乃因肾精虚损，冲任不固；或情志失调，伤于心肝肾；或阴阳失调，寒热侵袭冲任；或过服补药，致虚虚实实。现代医家多认为冲任气血失调、胎元不固是胎漏、胎动不安的核心病机，其证型主要分为肾虚型、气血虚弱型、血热型、血瘀型。肾虚者多因素禀肾虚，或孕后肾精阴血下聚胞宫，血海不能充盈，冲任虚损，无力系胎；气血虚者多因平素气血虚弱，或受孕后胞宫得不到气血滋养，则无法载胎养胎；血热者为素体阳盛，或受孕后阴血下聚养胎致母体生内热，扰动胎气；血瘀者为孕后气血失于调和，血不归经，留于脉外，孕早期多属肾虚夹瘀，且久漏必留瘀。肾虚、气血虚弱、血热、血瘀均可致冲任气血失调，胎元不固，最终导致胎漏、胎动不安。

关于治疗，肾虚者，补肾填精，固冲安胎，首选寿胎丸加减；气血虚弱者，补气养血，固冲安胎，首选寿胎丸合八珍汤加减；血热者，滋阴清热，养血安胎，首选保阴煎加减；血瘀者，活血化瘀，固肾安胎，首选寿胎丸合桂枝茯苓丸加减等。《黄帝内经》云："有故无殒，亦无殒也。"在辨证前提下，谨慎使用活血化瘀药。

本病涉及脏腑主要是肾、脾，主要病机是冲任气血失调，胎元不固。本病以肾虚、气血两虚、血热型多见，治疗以固肾安胎、益气养血、清热为主，尤其勿忘补肾。早期以健脾补肾为主，中晚孕期间随着胎体渐大，以养阴为主，治疗宜益气、养血、清热，必要时活血，固肾安胎贯穿始终。常用的安胎药有以下11类：滋肾育胎：菟丝子、续断、桑寄生、枸杞子、杜仲、巴戟天等；补血养胎：熟地黄、阿胶、白芍、山萸肉、麦冬等；补气载胎：党参、黄芪、白术、山药、太子参等；理气安胎：砂仁、木香、苏梗等；升提固胎：升麻、陈皮、柴胡等；清热安胎：黄芩、黄柏、栀子、金银花、菊花；止血安胎：旱莲草、阿胶、地榆、侧柏炭、仙鹤草、棕榈炭、艾叶炭、荆芥炭等；宁心安神养胎：莲子心、酸枣仁；止吐安胎：竹茹、姜半夏、生姜、黄连、苏叶、陈皮、藿香；活血化瘀安胎：丹参、川芎、当归；通便安胎：决明子、芦根、地榆等。

笔者以自拟胎漏方治疗，主药有菟丝子、桑寄生、阿胶、续断、党参、山药、黄芪、白术、白扁豆、砂仁、苏梗、黄芩、金银花、莲子等。

在安胎过程中，密切注意患者舌苔、脉象、乳房变化、妊娠反应等，并结合超声、β-hCG、雌二醇、CA125等检查，动态观察胚胎发育，孕4月后嘱自测胎动，以观察胎儿发育。

先兆流产患者的预防调护：①孕前可强健夫妇体质，补充营养。②注意膳食均衡，多食鱼肉、鸡蛋及新鲜蔬菜、水果等富含蛋白质、维生素的食物。忌食辛辣刺激、生冷以及滑胎碍胎之品。汤药宜分次热服，若有恶心呕吐，可在患者的舌面滴少许的姜汁。③保持会阴清洁，用温水清洗外阴，勤换卫生护垫。④注意休息，避免过度劳累，必要时可卧床休息。⑤保持身心愉悦，对患者进行心理干预，消除紧张情绪，增加治疗信心。

中医药在辨证论治的基础上，采用个体化、多样化治疗，如中药内服、艾灸、穴位贴敷、耳穴压豆、情志疗法、药膳、心理疗法等增加疗效。

验案举例

毛某，女，29岁，已婚，2022年4月5日初诊。

主诉：停经40天，少量阴道出血伴腰酸2天。

现病史：平素月经周期规律，（5~7）天/（28~30）天，量、色可，无痛经，少量血块，LMP2022年2月24日。1周前自测尿妊娠试验阳性。2天前无明显诱因出现少量阴道出血，色暗红，伴腰酸，余无其他不适。刻下症：神志清，精神可，偶有腰酸，少量阴道出血，色暗红，无腹痛，早孕反应不明显，余无其他不适。纳眠可，二便调。

既往史：因计划外妊娠行人工流产2次，余无特殊。

体格检查：面色红润，表情焦虑，无特殊气味，舌质暗红，苔黄腻，舌下络脉迂曲，脉濡缓略滑。

辅助检查：彩超检查示宫内早孕（16mm×12mm妊娠囊），可见胎芽，未见心管搏动，子宫多发肌瘤（较大者约32mm×29mm）。

西医诊断：①先兆流产；②子宫平滑肌瘤。

中医诊断：胎动不安，癥瘕，肾虚血瘀证。

处方：炙黄芪30g，党参15g，炒白术20g，黄芩15g，盐杜仲30g，桑寄生20g，黄柏10g，砂仁12g，金银花10g，菟丝子30g，丹参6g，阿胶6g，墨旱莲20g。5剂，饭后温服。

另嘱注意休息，禁止性生活，避免剧烈运动及劳累，勿食辛辣、生冷及难以消化等食物，同时对患者进行心理疏导。

辨治思路：患者以"停经40天，少量阴道出血伴腰酸2天"为主诉就诊，经彩超检查后诊断为先兆流产、子宫平滑肌瘤，中医诊断为胎动不安。中医学认为，本病的发生主要责之肾虚，肾为先天之本，藏精，主生殖，系胞胎，为冲任之本，天癸之源，与胞胎发育密切关联。《医学衷中参西录》云：男女生育，皆赖肾气作强。《女科经纶》曰：女子肾脏系于胎。若肾气亏损，则胎元不能固摄，故予寿胎丸加减。

二诊：2022年4月13日。患者神志清，精神可，偶有腰酸，无阴道出血，无腹痛，早孕反应不明显，余无其他不适，纳可，眠一般，二便调。彩超检查：宫内早孕（28mm×23mm×18mm），可见胎心，宫腔积液（5.6mm×2.4mm），子宫壁低回声（考虑肌瘤），双侧卵巢囊性回声（右侧大小21mm×17mm，左侧大小17mm×13mm）。P33.9ng/mL。

患者面色红润，表情自然，舌质暗，苔黄腻，双寸浮滑，尺脉细弱略滑。

一诊方去黄柏、丹参、墨旱莲，易党参为太子参15g，加蒲公英10g，莲子10g，附子3g。3剂，饭后温服。

辨治思路：患者临床症状较前好转，血止，守前方，稍作加减。党参易为太子参，补益脾肺之功更著。蒲公英清热而不燥。莲子养血补肾，同时可宁心安神，使心肾相交、水火相济，胎元才能得以安固。附子上能助心阳以通脉，中能温脾阳以健运，下能补肾阳以益火，三焦气机顺畅则胎自安。

三诊：2022年4月20日。患者无腹痛，无阴道出血，无其他不适，纳眠可，二便调。

辅助检查：彩超检查示宫内早孕（57mm×23mm），子宫壁低回声（61mm×38mm）。P47.10ng/mL，$E_2$3304.00pg/mL，CA125 30.30U/mL。

二诊方去桑寄生、蒲公英、附子、阿胶，加生姜10g。3剂，隔日1剂，饭后温服。

辨治思路：患者目前孕酮平稳，雌二醇逐渐升高，CA125下降至正常，提示胎元稳固，故去桑寄生、蒲公英、附子、阿胶，酌加生姜10g降逆止呕。

四诊：2022年5月13日。患者无腹痛，无阴道出血，无其他不适，纳眠可，二便调。

彩超检查示宫内早孕（胚芽长约31mm），子宫肌壁多发低回声（大小约64mm×40mm）。

脉象平和，胎儿发育正常，子宫肌瘤未明显增大，不再服药，定期围产保健，不适随诊。

按语：女子肾脏系于胎，若肾气亏损，则胎元不能固摄，故予寿胎丸加减。

菟丝子归肝、肾、脾三经，具有补肾养肝、固精缩尿、安胎之效，张锡纯言其"大能补肾……愚于千百味药中，得一最善治流产之药，乃菟丝子是也"。现代药理研究证明菟丝子有效成分能够提高内源性雌激素水平，刺激人体分泌hCG，有助于改善妊娠结局。杜仲性味甘温，归肝、肾两经，具有补肝肾、强筋骨、安胎之效。桑寄生含有大量的微量元素及黄酮类、槲皮素化合物，与菟丝子等中药联合使用能够调节小鼠蜕膜组织蛋白水平，有助于维持妊娠。阿胶为血肉有情之品，滋阴补肾，养血止血，以充养血海，调补冲任，乃固经安胎之要药。但阿胶滞腻，有碍消化，辅以白术、砂仁，白术健脾安胎，砂仁既可理气安胎，又能化湿醒脾，二者既可防滋补之药过于滞腻碍胃，又助后天生化之源，共安胎气。《丹溪心法·金匮当归散论》言黄芩、白术乃安胎圣药。《金匮要略心典·妇人妊娠病脉证治》云："妊娠之后，最虑湿热伤动胎气，用白术除湿，黄芩除热……去其湿热而胎自安耳。"黄芩、白术治疗先兆流产的药理作用主要表现在解热、抗炎、抗病毒、调节机体免疫及抑制子宫收缩等方面。黄柏、金银花清热泻火以安胎元。黄芪益气固表，补气养血。党参有效成分具有调节机体免疫平衡、调节内分泌系统、抗应激、抗炎等作用。古云"一味丹参饮，功同四物汤"，丹参为凉血活血之品，正合患者舌下络脉迂曲、舌暗红血热血瘀病机。墨旱莲滋补肝肾，凉血止血，为治妇科阴虚血证第一药。诸药合用，共奏健脾益气、固肾安胎之效。

第十六节 异位妊娠

异位妊娠是指受精卵在宫腔以外着床发育，是妇科常见的急腹症之一，发病率为2%～3%，是妊娠早期孕妇死亡的主要原因，需要早诊断、早治疗。近年来由于辅助生殖技术的应用，发病率有上升趋势。该病常见病因为输卵管炎症、输卵管手术史、输卵管发育不良或功能异常、辅助生殖技术等。以输卵管妊娠为最常见（占95%），少见的还有卵巢妊娠、腹腔妊娠、宫颈妊娠、阔韧带妊娠。异位妊娠易引发腹痛、输卵管破裂、阴道出血等，严重威胁患者生命安全。根据患者一般情况、血gCG、包块大小、盆腔积血等情况综合分析，药物治疗常用米非司酮、甲氨蝶呤，若胚胎存活、包块较大，或输卵管妊娠破裂、盆腔出血多等，则以腹腔镜手术为主。

异位妊娠是妇科最容易诊断的疾病，同时也是妇科最容易漏诊的疾病，面对月经后期、量少、淋沥不尽等患者一定要首先排除异位妊娠可能。

中医学认为异位妊娠主要病理因素为"虚""郁""瘀"，病机关键为血瘀，主要病变部位为胞络，胎元不能运达子宫腔内而停滞于宫外，为有形之胎体瘀滞。《临证指南医案》言"女子以肝为先天，阴性凝结，易于怫郁"。肝气不疏，血行不畅，浊气停滞胞络，影响气机的条达、津血的输布，日久形成壅滞。气虚推动无力，以致胎阻胞络。对未破损的异位妊娠，常用活血化瘀、杀胚消癥之法，待癥块消散，佐以益气健脾之药，以补益正气，促进气血生化。方选桃红四物汤、桂枝茯苓丸、宫外孕I号方等。

中医治疗异位妊娠呈现多元化、个体化发展，除汤药口服外，其他方法也可选择，如针灸推拿、中药灌肠等。

对于有过异位妊娠病史的育龄期女性，建议：①养成良好的生活习惯，避免吸烟和酗酒，注意个人卫生，注意日常清洁，避免妇科病。②定期行妇科检查，发现盆腔炎后积极治疗，避免延误病情。③养成自我保护意识，需要注意的是，长期服用避孕药会增加异位妊娠的危险，造成难以弥补的损伤。④尽量减少宫腔操作，避免反复人流，减少手术创伤。⑤再次妊娠前完善孕前检查，行输卵管造影，了解输卵管通畅情况。

验案举例

王某，女，38岁，已婚，2023年6月23日初诊。

主诉：停经69天，阴道出血28天，增多1天。

现病史：患者平素月经周期规律，（5~7）天/（28~30）天，量、色可，无痛经，无血块，LMP2023年4月15日。2023年5月26日出现阴道出血，因量较前明显减少，5月28日就诊于当地医院，妇科超声检查提示右侧输卵管妊娠，建议手术治疗，患者拒绝，要求药物保守治疗，给予米非司酮6片后，因hCG不降反升，给予氨甲蝶呤50mg，2次（最后一次用药时间为2023年6月9日），hCG仍无明显下降。治疗期间阴道不规则出血持续至6月21日，6月22日始阴道出血量稍多，色红。刻下症：阴道出血，色红，小腹坠胀感，无肛门坠胀、恶心、呕吐等，纳差，眠差，二便调，舌质淡红，苔薄黄，脉弦滑。

孕产史：G_2P_1，2019年顺娩一女活婴。

辅助检查：血β-hCG 375.4mIU/mL。彩超检查示右侧输卵管增粗，内有不均质回声（19mm×10mm），盆腔少量积液。

西医诊断：异位妊娠。

中医诊断：异位妊娠，未破损期，胎瘀阻滞证。

告知患者目前考虑持续性异位妊娠可能，药物保守治疗过程中可能出现血hCG持续或升高，阴道出血量增加，腹痛，随时可能出现异位妊娠包块破裂或流产，出现腹腔内大出血、失血性休克等可能，严重时危及生命，必要时输血治疗及急诊手术。若保守治疗，时间长，需多次复查彩超及血β-hCG，并有肝肾损伤等风险。若宫内合并宫外孕，用药后无法继续妊娠，患者表示理解，要求中药治疗。

若出现阴道出血量增加、腹痛明显或伴有肛门坠胀感，要及时就诊。

处方：黄芪15g，桃仁10g，当归15g，川芎10g，赤芍15g，大黄5g，牡丹皮15g，丹参10g，姜黄10g，全蝎5g，醋三棱10g，醋莪术10g，蜈蚣2条，紫草30g，天花粉30g。7剂，饭后温服。

辨治思路：患者属于异位妊娠，未破损期，胎瘀阻滞证，方选宫外孕Ⅰ号方加减。

二诊：2023年6月30日。患者服药后无明显不适，现阴道出血量减少，有小腹坠胀感，无恶心、呕吐，睡眠好转，二便调。舌淡红，苔薄白，脉弦滑。

妇科彩超检查示腔内未见典型妊娠囊，内膜厚约4mm，右侧卵巢旁见模糊不均质略低回声（10mm×7mm）。血β-hCG 63.2mIU/mL。

处方：黄芪20g，桃仁10g，桂枝10g，茯苓20g，白芍10g，牡丹皮10g，土鳖虫10g，大黄6g，三棱10g，鸡内金20g，麦芽20g。7剂，饭后温服。

辨治思路：服药后患者阴道出血逐渐停止，血β-hCG下降，附件区包块变小，目前停用杀胚药，以化瘀消癥为治法，以桂枝茯苓丸为基础方，加化瘀消癥的土鳖虫、鸡内金、三棱，大黄与土鳖虫合用，取抵当汤之意，麦芽健脾散结。

三诊：2023年7月7日。患者精神状态良好，无不适，纳眠可，二便调。舌淡红，体胖大，有齿痕，苔薄白，脉弦细。血β-hCG降至正常。

处方：当归15g，白芍15g，柴胡9g，茯苓20g，白术20g，菟丝子15g，鸡内金20g，麦芽20g，续断20g，杜仲20g，香附15g。7剂，饭后温服。

辨治思路：患者异位妊娠保守治疗后，四诊合参，辨证属肝郁脾虚证，方选逍遥散加减以固本善后。方中当归补肝滋血；柴胡入肝，浮游疏散，能引肾水以润肝木之枯，泄逆气而疏胆火之郁；白术补土燥湿，以培肝木之根；茯苓甘淡渗湿，且定魄安魂；白芍酸以泄肝；香附调经理气止痛，和畅经脉；菟丝子、杜仲、续断补益肝肾；鸡内金、麦芽实土以御木乘，且使营血生化有源。全方肝、脾、肾共调，气血同治，固本善后。

按语：异位妊娠是指孕卵在子宫体腔以外着床发育，俗称"宫外孕"。但两者含义有所不同。宫外孕是指子宫以外的妊娠，如输卵管妊娠、卵巢妊娠、腹腔妊娠、阔韧带妊娠等；异位妊娠是指孕卵在子宫体腔以外的妊娠，除上述妊娠部位外，还包括宫颈妊娠、子宫残角妊娠、子宫瘢痕妊娠等，较"宫外孕"的含义更广。

中医学认为，先天肾气不足，后天脾气虚弱，运送孕卵无力，不能按时到达子宫体腔，或少腹宿有瘀滞，冲任不畅，运送孕卵受阻，不能到达子宫体腔，在输卵管内着床生长而致本病发生。患者属于异位妊娠，未破损期，胎瘀阻滞证，方选宫外孕Ⅰ号方加减。方中桃仁、当归活血化瘀而行瘀导滞，《本草经疏》云："桃仁，性善破血，散而不收，泻而无补。"为化瘀消癥之要药。牡丹皮散血行瘀，兼清瘀热。芍药祛瘀养血。现代药理研究表明，赤芍主要成分为苷类化合物，具有抗炎、抑菌的作用，《滇南本草》谓其有"降气，行血，破瘀，散血块，止腹痛"作用，配合牡丹皮，活血化瘀消癥，还可清热凉血。姜黄破血行气，通经止痛。《日华子本草》言其治癥瘕血块、痈肿，通月经，治跌扑瘀血，消肿毒，止暴风痛冷气，下食。川芎活血行气止痛。《本草纲目》载天花粉具有治疗"胎衣不下"和"通月水"的功效，现代药理研究证实，天花粉蛋白是一种核糖体失活蛋白，它能够迅速作用于胎盘合体滋养细胞，催化细胞内核糖体失活，抑制细胞内蛋白质合成，导致细胞死亡，绒毛合体滋养层变性坏死，细胞解体，其碎片阻塞血窦，造成血液循环障碍，内分泌功能受损，血hCG下降，胚胎死亡，而达到终止妊娠之目的。紫草具有抗生育作用，现代药理学的研究表明，紫草具有抑制细胞分裂、阻止胚胎生长的作用，还具有抑制垂体促性腺激素和绒毛膜促性腺激素的作用，抑制胎儿生长。丹参活血化瘀止痛，现代药理研究证实，丹参有扩张血管、改善微循环的作用，可使血液循环通畅，进而消除对下丘脑–垂体–性腺轴的影响。大黄推陈致新，泻热逐瘀，破癥瘕积聚，荡涤湿热瘀结之毒，使湿热得清，瘀滞得散。《得配本草》言其"性沉而不浮，用走而不守。荡涤肠胃之邪结，祛除经络之瘀血"。三棱、莪术破瘀消癥。全蝎破血散结。蜈蚣，《名医别录》载其可"疗心腹寒热结聚，堕胎，去恶血"。全蝎、蜈蚣可降低妊娠率。黄芪益气健脾，固本以善其后。方中赤芍、丹参、三棱、莪术、天花粉、紫草等可调节机体免疫功能，改善局部血液循环，并阻滞滋养细胞及胚胎生长，致使胚胎死亡并逐渐被吸收。

第十七节　子嗽

上呼吸道感染简称上感，为鼻腔、咽、喉部急性炎症的统称，多发于冬春季节。临床主要表现为打喷嚏、鼻塞、流鼻涕、咳嗽、头痛等。妊娠期出现此类疾病，咳嗽较重，可能导致腹压升高，增加流产或早产的风险。而孕晚期若咳嗽剧烈可导致阴道大量液体流出，需预防胎膜早破的发生。临床治疗以对症处理为主，运用解热镇痛药、镇咳药、祛痰药、抗感染药等。用药剂量应恰当，以小剂量、短时间为宜。

妊娠上呼吸道感染以咳嗽为主者，中医称为"妊娠咳嗽"。《诸病源候论》云："妊娠期久嗽不已，或伴五心烦热者，称为妊娠咳嗽，亦名子嗽、子呛。"若久咳不已，多致伤胎。《诸病源候论·卷四十二》云："夫肺感于寒，寒伤于肺，则成咳嗽也。"《女科百问·卷下》云："何为子嗽？答曰：肺主气，外合皮毛，风寒外感入射于肺，故为咳也。有涎者谓之嗽，无痰者谓之咳。夫五脏六腑俱受气于肺，各以其时感于寒而为病也。"妊娠咳嗽病位在肺、脾胃，病因则有外感和内伤两类，因此辨证治疗时先辨外感和内伤，同时兼顾脾胃。外感咳嗽，由于妊娠期女性体质特殊，易转化为内伤。《丹溪心法》云："胎前咳嗽，由阴液聚养胎元，肺失濡润，又兼痰火上炎所致。"再则，人受气于谷，妊娠期女性本身食欲较差，再加之外邪侵袭，咳嗽不适，则易脾胃运化失常，水湿内聚成痰，痰饮上逆，气机不畅，发为子嗽。

妊娠期疾病当以治病与安胎并举，急则治其标，缓则治其本。同时当禁用破气、耗气、破血、峻利之品。对于子嗽，宜选择轻清宣透之品，如桑菊饮、杏苏散加减。若咳嗽较重，加止嗽散。若咽痛、咽痒、鼻塞较重，加辛夷、白芷、蝉蜕、桔梗、防风等疏风解表之品。若伴有发热，加黄芩、柴胡、金银花、连翘等。若表证不明显，出现阴虚内热之象，加五味子、麦冬、地骨皮、生地黄、百合等益气养阴润肺之品。同时严格控制剂量及疗程以避免伤其胎元。

子嗽的发生与孕妇的生理状态有关。受孕以后，阴血聚于冲任以养胎，致使孕妇处于阴血偏虚、阳气偏亢的生理状态，同时随着胎体渐长，往往影响气机升降，加之孕期感受外界风寒之邪，寒包火为子嗽和孕期感冒的常见证型。临床上一般可分为阴虚和外感两类。阴虚者治疗以百合地黄汤加减。若孕后外感风寒，肺失宣降，气机上逆所致咳嗽，治当疏风宣肺，止咳化痰；外感者以内热加外寒为主者，以止嗽散加减。止嗽散出于《医学心悟》，为清代名医程钟龄所创制，《医学心悟·卷三》言其"治诸般咳嗽"。方中紫菀、白前止咳化痰；桔梗、陈皮宣肺理气；荆芥祛风解表；甘草调和诸药。诸药相配，温而不燥，润而不腻，共奏止嗽化痰、宣肺解表之功。

对于子嗽患者，笔者治疗以解表宣肺、健脾胃、安胎元为主。患者初病，当急则治其标，先去除外邪，待邪去之后，予健脾胃、安胎元之法。子嗽患者为一类特殊群体，患者既担心患病期间胎儿的安全和生长发育，又担心用药时的毒副作用，所以在治疗期间，对孕妇的心理疏导很有必要。

验案举例

刘某，女，30岁，已婚，2023年11月24日初诊。

主诉：孕11周加6天，咳嗽2周，加重2天。

现病史：平素月经周期不规律，6天/（40～74）天，量、色可，无痛经，少量血块，LMP2023年7月22日。2周前受凉后出现打喷嚏，流鼻涕，咳嗽，白痰，夜晚明显，未治疗。前天外出受凉后上述症状明显加重。刻下症：打喷嚏，鼻塞，流鼻涕，质清，咳嗽，头晕痛，无咳痰，纳可，眠一般，小便可，大便干。舌暗，有齿痕，舌尖红，苔白腻，脉沉细略滑。

既往史：多囊卵巢综合征病史。

孕产史：G_1P_0。

辅助检查：P20.00ng/mL，$E_2$2045.00pg/mL。彩超检查示胎儿顶臀径约4.8cm，胎心胎动可见，胎盘似附着于宫体前壁，回声均匀，羊水最大深度约3.9cm。

西医诊断：妊娠，上呼吸道感染。

中医诊断：子嗽，风寒袭肺证。

处方：桑叶15g，菊花10g，桔梗10g，芦根15g，荆芥15g，防风10g，黄芩10g，生姜5片，香菜1把。3剂，温服。

嘱：避风寒、忌辛辣肥甘，不适随诊。

辨治思路：患者为妊娠期女性，本为阴血偏虚，阳气偏亢之体，相对易于化热。外邪袭表，从口鼻而入，致使肺气受伤，宣降失常，气机上逆，发为咳嗽。卫气郁遏，故打喷嚏，鼻塞，流鼻涕。经脉凝滞，故头晕痛。结合患者的舌尖红，大便干，可知有风寒而化热之象，证属风寒袭肺，兼有化热，治当疏风解表，宣肺清热，予桑菊饮加减。

桑菊饮出自《温病条辨》，具有疏风清热、宣肺止咳之效，主治风温初起，表热轻症。《温病条辨·上焦》曰："太阴风温，但咳，身热不甚，微渴者，辛凉轻剂桑菊饮主之。"方中桑叶疏风清热，清肺润燥。菊花散风、清热、解毒。桔梗宣发肺气。芦根味甘，性寒，入手太阴肺、足阳明胃经，降逆止呕、清热除烦。荆芥解表散风，清利头目。防风为太阳本经药，又入手足太阴、阳明经，可祛风解表，胜湿止痛。黄芩清热泻火燥湿。生姜、香菜发汗解表。全方共奏疏风解表、宣肺清热之效。

二诊：2023年11月28日。患者现孕12周零3天，发热2天，最高体温37.6℃，伴有咳嗽，鼻塞，流清涕，打喷嚏，晨起咽干，周身乏力。舌暗，有齿痕，苔白腻，脉浮紧略滑。自行口服小柴胡颗粒、双黄连口服液，效果一般。

辅助检查：HGB104g/L，CRP8.5mg/L，中性粒细胞百分数85.8%，中性粒细胞绝对值6.48×10^9/L，淋巴细胞绝对值0.40×10^9/L。

处方：白前15g，前胡15g，桔梗15g，蜜紫菀15g，荆芥15g，芦根15g，桑叶20g，百合15g，菊花10g，醋五味子6g，干姜3g，黄芩15g，北柴胡30g。5剂，温服。

辨治思路：患者为阴血偏虚、阳气偏亢之体，又复感风寒，恶寒发热。太阳病，咽干，考虑已有部分转入少阳，为太阳少阳病，治当和解表里，祛痰止咳，清热安胎，予止嗽散合桑菊饮加减。止嗽散宣发肃降，祛痰止咳，桑菊饮疏风解表，宣肺清热，二方合用，以疏风解表，宣肺清热，祛痰止咳。方中桔梗性散上行，可宣发肺气，使痰顺利排出，白前降气祛痰，肃降肺气，二者合用，一升一降，宣通肺气。紫菀润肺化痰，止咳平喘。荆芥疏风解表，利咽止咳。桑叶疏风清热，清肺润燥。芦根降逆止呕，清热除烦。菊花、黄芩清热安胎。前胡降气化痰，北柴胡和解表里，百合养阴润肺，五味子益气生津，干姜温肺化饮。诸药合用，共奏和解表里、祛痰止咳、清热安胎之效。

三诊：2023年12月6日。患者孕13周零4天，体温正常，症状均已改善，偶有咳嗽，无痰，偶尔鼻塞，晨起咽干、咽痒减轻，周身乏力减轻。无小腹不适，无阴道出血。舌暗，有齿痕，苔白腻，脉沉滑。

处方：荆芥10g，防风10g，桑叶15g，菊花10g，桔梗15g，陈皮15g，苦杏仁10g，芦根15g，金银花10g，甘草10g，蜜百合15g。3剂，温服。

嘱休息，定期围产保健，不适随诊。

辨证思路：患者诸症悉减，无发热，偶有咳嗽，晨起咽干、咽痒，去止嗽散，《温病条辨·上焦篇》云："感燥而咳者，桑菊饮主之。"继以桑菊饮加减治疗。方中桑叶、菊花、桔梗、杏仁、芦根、甘草清散风热，生津止咳；荆芥、防风祛风解表，调节卫气；金银花清热解毒，增强清热之效；陈皮健脾理气；百合养阴安神。全方共奏清散风热、生津止咳、调节卫气、健脾安神之效。

第十八节　滑胎

凡堕胎或小产连续发生3次或3次以上者，称为"滑胎"或"数堕胎"，西医称为"习惯性流产"。临床上导致滑胎的原因复杂多样，需要多方面检查，明确反复流产的原因，应防重于治，积极早期预防，早期治疗。孕前积极完善遗传、内分泌、夫妻双方染色体、基因、免疫等相关检查，做到精准个体化治疗。

中医认为导致滑胎的原因有二，一为母体冲任损伤，二为胎元不健。《女科集略》曰："女之肾脏系于胎，是母之真气，子所赖也。"冲任源于胞中，胞脉系于肾。若脾肾之气充盈，气血殷实，冲任通盛，则胎固母安。若先天肾气不足，后天脾胃虚弱，气血亏虚，不能濡养胎儿、维系胎儿成长，则导致胎元不固而滑胎。根据孕妇的症状进行准确辨证是合理选择药物治疗的关键，临床常见证型有肾虚、脾肾虚弱、气血两虚、血热和血瘀等。《景岳全书》云："夫胎以阳生阴长，气行血随，营卫调和，则及期而产，若或滋养之机少有间断，则源流不继而胎元不固矣。"故怀孕前以补肾健脾、益气养血、调理冲任为主，怀孕后应积极益气补血、固肾安胎。

笔者在临床上治疗滑胎通常分为三步。一为流产后畅通胞宫，祛瘀生新，恢复子宫正常功能。中医认为，流产后女性多虚多瘀，其胞宫、冲任、气血均已受损，此时若不注意调养，极易感受外邪。因此，对于流产后的女性，需着力清除宫腔内瘀血，才有利于子宫的复旧，同时宫腔内瘀血去除，则邪气无所依附，更避免疾病的发生。临床中笔者通常选择经期和非经期双重用药，经期以活血、化瘀、养血之品祛除瘀血，生化新血，非经期以补肾健脾、益气养血之品滋养胞宫，复旧胞宫。二为备孕前预培其损，使母体健旺，使胞宫更加"根深蒂固"。张景岳首先提出"预培其损"的滑胎防治原则："故凡畏堕胎者，必当察此所伤之由，而切为戒慎。凡治堕胎者，必当察此养胎之源，而预培其损，保胎之法无出于此。若待临期，恐无及也。"用药应调理脾肾气血以固本为主。此期的治疗宜按照月经期、经后期、经间期、经前期四个阶段分别论治。三为妊娠期巩固胎元。胞胎期，阳生阴长，气行血随，营卫调和，则胚胎按时生长。因此，怀孕期间母体的气血供养是很重要的。而气血生化源于先天肾气和后天脾胃，此期以益气补血、固肾安胎为主，使气血化生有源，益养先天之肾气，巩固冲任，防止流产发生。

对于肾虚、冲任虚衰、系胎无力而致的滑胎，或肾中真阳受损，命门火衰，冲任失于温养，宫寒胎元不固，屡孕屡堕而致的滑胎，可予补肾固冲丸、肾气丸、育阴汤等治疗；若脾肾虚弱，导致小腹隐隐下坠，纳呆便溏，可给予安奠二天汤补肾健脾，养血安胎；若母体平时脾胃虚弱，气血不足，心悸气短，可给予泰山磐石散益气养血，固冲安胎；若素体阳盛或孕后肝郁化火，阴虚内热，热扰冲任，导致阴道出血，腰酸腹痛，给予保阴煎清热养血，滋肾安胎；因跌扑损伤或素有癥瘕，瘀滞于内，则可给予桂枝茯苓丸合寿胎丸祛瘀消癥，固冲安胎。笔者临床上常用参、术、芩，为安胎之圣药，芎、归、地，实补血之良剂，佐以苏叶、陈皮，可为常服之方。孕成三月之前，其胎结未实，茯苓性降，不宜多用。黄芪肥胎，砂仁可止呕定痛，孕期用药宜中病即止。

流产的防治，在于早期干预，母病及胎，则治母安胎；胎病及母，应着重安胎。除了药物治疗外，还需要做好心理疏导，增强患者备孕信心。一般前来就诊的患者，情绪都较为紧张，有过多次流产史者，其身心疲惫，经济也有巨大损失。笔者在临床中都会悉心安慰患者。平时忌食辛辣、生冷、刺激之品，多食蔬菜、水果，保持大便通畅，禁房事，勿劳累。对于已孕妇女应该积极保胎治疗，一般需超过既往堕胎或小产时间的2周以上。对于反复流产患者，应告知其"预培其损"和孕后保胎的重要性及必要性，做好围产期保健，并注意产前诊断以排除胎儿发育异常。

验案举例

张某，女，30岁，已婚，2023年6月9日初诊。

主诉：3次胚胎停育史。

现病史：既往月经周期欠规律，（4~5）天/（21~30）天，2017年、2018年、2019年均孕2个月余发现胚胎停育。LMP2023年5月28日，月经量色可，质稍黏稠，有血块，无痛经，经前腰酸。刻下纳眠可，二便调。

月经孕产史：12岁初潮，（4~5）天/（21~30）天，$G_3P_0A_3$。现工具避孕。

体格检查：一般情况好，神清，精神可，舌质暗，舌下络脉迂曲，脉沉细，尺脉弱。

辅助检查：同型半胱氨酸、免疫检查、优生优育、甲状腺功能、衣原体、淋球菌、彩超、HPV等均未见异常。宫腔镜检查提示双侧输卵管通畅，宫腔形态正常。男方彩超检查提示左侧睾丸鞘膜积液，双侧睾丸微石症，双侧附睾头囊肿。男方精液常规检查提示30min不完全液化。

西医诊断：习惯性流产。

中医诊断：滑胎，脾肾两虚证。

治法：滋阴固肾，养血健脾。

处方：生地黄10g，桃仁10g，川牛膝10g，炒枳壳6g，川芎6g，北柴胡6g，赤芍10g，当归6g，醋香附10g，鸡血藤5g，延胡索10g，黄芩10g。5剂，经期服。

菟丝子20g，当归15g，炒白芍20g，北柴胡10g，茯苓20g，熟地黄20g，炒山药20g，丹参10g，鸡内金20g，麦芽20g，续断20g，桑寄生20g，金银花10g。10剂，经后服。

辨治思路：患者因数次滑胎，行清宫术，为金刃损伤，伤及脉络，舌质暗，舌下脉络迂曲，可知其瘀血阻滞脉络、胞宫，故经期给予桃红四物汤加减以祛瘀生新，调和气血。数堕胎，气血耗伤，伤及脾肾，导致血脉空虚，故经后予定经汤合寿胎丸加减治疗，以奏滋阴固肾、养血健脾之效。

2023年7月7日、2023年8月5日分别就诊，月经分别为2023年6月26日、2023年7月26日，经行5天，量、色可，有血块，经前2天小腹胀，舌质暗，舌下络脉迂曲，脉沉细，尺脉弱。

守上方分经期及非经期用药。动态监测卵泡，若卵泡发育可，9月开始备孕。

四诊：2023年9月1日。LMP2023年8月25日，经行5天，量、色可，伴小血块，经前腹胀较前明显减少。夜间盗汗明显，要求调理备孕。舌质暗，舌下络脉迂曲，脉沉细，尺脉弱。

处方：一诊经期方，易柴胡为益母草5g，加菊花5g。

黄芪30g，党参10g，熟地黄30g，当归10g，砂仁12g，陈皮15g，盐巴戟天15g，丹参15g，仙茅10g，鸡内金20g，酒苁蓉20g，桑叶30g，炒白芍15g，附子6g，五味子10g。10剂，经后服。

嘱月经周期第14天开始监测卵泡，若有优势卵泡，指导同房。

辨治思路：患者经3个月经周期调理后，诸症减轻，有备孕需求，故经期用药，易柴胡为益母草，加用菊花。《本草求真》云："益母草，消水行血，祛瘀生新，调经解毒，为胎前胎后要剂。"予益母草以活血祛瘀调经。菊花入肝经，利五脉，调四肢，烦热并除。经后血海空虚渐复，子宫藏而不泻，成重阴状态，故予泰山磐石散加减，使肾气旺盛，冲任得固。方中黄芪、党参健脾益气固胎；当归、熟地黄、白芍补血养血固胎；仙茅、盐巴戟天、酒苁蓉温补肾阳，益精血，三者配伍，能调节下丘脑-垂体-性腺轴功能，促排卵；附子补火助阳，散寒止痛；丹参活血祛瘀通经；陈皮理气健脾，砂仁宽中理气安胎，鸡内金健脾开胃，调养脾胃以资后天气血化生；五味子收敛固涩，益气生津，宁心安神；配伍桑叶清热不伤阴。全方补益肾气，配伍健脾益气之品，从而达到肾气旺盛、冲任得固目的。

三诊：2023年9月29日。LMP2023年9月25日，3天净，量较前稍少，色暗，有小血块。情绪焦虑，夜间汗出明显，眠差（难以入睡）。舌质暗，有瘀点，舌下络脉迂曲，脉沉细数，尺脉弱。FSH6.69mIU/mL，LH 5.12mIU/mL，$E_2$37.06pg/mL，P 0.06ng/mL，PRL9.91mIU/mL，T0.34ng/mL，AMH4.15ng/mL，维生素D 15.67μg/L，甲状腺功能正常。

处方：经期方加茜草10g，5剂，经期服。

生地黄15g，枸杞子15g，盐菟丝子20g，山药20g，酒萸肉

15g，黄柏20g，煅龙骨20g，煅牡蛎20g，白芍15g，丹参10g，知母20g，续断20g，醋鳖甲10g，牡丹皮15g。10剂，经后服。

嘱避孕，规律饮食、作息，畅情志，监测排卵。

辨治思路：经期用药较前稍作调整，加茜草凉血祛瘀，止血通经。患者夜间盗汗，乃肾阴虚之象。经后血海空虚，给予滋肾填精之品，温润卵泡，促卵泡成熟。肾阴不足，阴不敛阳，有阴虚阳亢之象，需佐以镇摄潜阳之品，滋阴不忘阳，补阳不忘阴。非经期予左归丸合知柏地黄丸加减。方中生地黄养阴生津；枸杞滋补肝肾，填精益髓；山药补脾养胃，补肾涩精；续断、菟丝子、酒萸肉温补肾阳，益精血，安胎；龙骨、牡蛎重镇安神，潜阳补阴，收敛固涩；丹参、黄柏、知母滋阴清热除烦；白芍养血调经，敛阴止汗；鳖甲滋阴潜阳，退热除蒸；牡丹皮清热凉血。诸药合用，共奏滋肝补肾、养阴清热之效。

四诊：2023年11月28日。LMP2023年11月19日，4天净，量、色可，有小血块。患者夜间汗出明显减轻，睡眠尚可，但入睡困难。9月、10月监测排卵均提示优势卵泡，因个人因素，未同房。舌质暗，舌尖红，有瘀点，舌下络脉迂曲，脉沉细数，尺脉弱。

患者经期用药守前方。非经期用药前方适当调整，去煅龙骨、煅牡蛎，加酒女贞子15g，桑叶20g。同时疏导心理，嘱监测排卵，指导同房，本月备孕。

辨治思路：《本经》云："女贞子，主补中，安五脏，养精神，除百疾。"《本草新编》云："桑叶之功，最善补骨中之髓，填肾中之精。"方中女贞子、桑叶合用以补肾滋阴，促进卵泡发育。

五诊：2024年1月30日。患者现停经42天，LMP2023年12月19日。刻下夜间耳鸣，近期反胃，晨起呕吐，乳房胀，触碰时有痛感，腹部偶有针刺感，无阴道出血。舌质暗，舌尖红，有瘀点，舌下络脉迂曲，脉沉细数，尺脉弱。

辅助检查：P 23.20ng/mL，β-hCG 390.07mIU/mL，E_2 341.00pg/mL，CA125 25.10U/mL。一周后，P 28.00ng/mL，β-hCG 4641.63mIU/mL，E_2 401.00pg/mL，CA125 26.60U/mL。两周后，P 19.80ng/mL，β-hCG 23933.53mIU/mL，E_2 540.00pg/mL，CA125 38.00U/mL。彩超检查：宫内早孕（18mm×9mm妊娠囊，囊内可见卵黄囊回声，尚未见明显胚芽回声）；前壁可见一大小约18mm×15mm低回声，周界清，内回声不均（考虑子宫肌瘤）。

西医诊断：早期妊娠。

中医诊断：胎动不安，肾虚证。

治法：补肾健脾，益气安胎。

处方：黄芪10g，人参5g，麸炒白术3g，桑寄生5g，木香3g，莲子10g，菊花5g，续断10g，菟丝子10g，杜仲10g，砂仁3g，阿胶4g。7剂，温服。

黄体酮注射液20mg，肌注，每日1次。

嘱其禁房事，忌辛辣刺激食物，畅情志，保持大便通畅，观察腹痛及阴道出血情况，不适随诊。

辨治思路：患者既往孕2个月余而胎停发育，治疗上应强调未病先防、预培其损的原则，故予防治流产之名方寿胎丸加减，配合黄体酮注射液，以防胚胎再次停育。

按语：患者屡孕屡堕，属中医学滑胎病，西医称为习惯性流产。中医认为，肾为先天之本，肾藏精，主生殖，冲为血海，任主胞胎，冲任二脉根于肾，肾虚则冲任精血不足，胎失濡养，结胎不实，则导致堕胎、滑胎；脾为后天之本，气血生化之源，妇人以血为本，气血虚弱，不能输精于肾气，脾肾虚弱不能管束其胎，气血虚衰不能寄养其胎，胎失所养，冲任不固，则出现胎漏、胎动不安，甚至堕胎、小产、滑胎。滑胎之病，首先责之于脾肾二脏，平时治疗当以健益脾肾为主。

胚胎停育亦有气滞血瘀者，患者数次行清宫术，经时质稍黏稠，有血块，提示瘀血阻滞胞宫胞络，月经不畅。《妇科冰鉴》云："血多有块，色紫稠黏者，有瘀停也，桃红四物汤随其流以逐之。"故经期予桃红四物汤加减治疗。经期治疗以养血活血、行气祛瘀为主。

分期治疗一段时间后，患者诸症减轻，可见优势卵泡，综合评估后，可指导患者受孕。

《千金要方》言："上医，医未病之病。"患者有多次胚胎停育史，早孕期当以安胎培元为主，给予寿胎丸加减。

第十九节　产后身痛

产妇在产褥期间，出现肢体、关节酸痛、麻木、重着者，称为"产后身痛""产后关节痛""产后痛风"等。产后身痛属于产后病中的常见疾病，影响产妇产后恢复及正常生活，严重时导致痹证、关节变形等慢性疾病。西医尚无法明确其致病因素，有认为该病的发生与产后韧带、关节松弛，或钙质流失引起的骨骼疼痛有关，目前主要采用非甾体抗炎药、糖皮质激素、抗风湿类药物等缓解症状治疗。

产后身痛以痛为主要临床表现，究其病因，多以产时气血损耗、百脉空虚、经脉失养为根本原因，或为素体气血不足、产时失血过多，或为先天禀赋不足，产后胞脉失养。产后哺乳期，气血本已不足，加之乳汁为气血所化，更易引起"不荣则痛"。另外气血虚弱，营卫失调，腠理不固，若有风、寒、湿邪气乘虚而入，稽留肢体关节，瘀阻经络，经脉痹阻，亦可引起由虚致滞的"不通则痛"。

本病以内伤气血为主，治疗总以调和气血、通络止痛为总则。养血之时，可佐以理气通络之品，可补而不滞；若兼风、寒、湿、瘀等邪气，则祛邪之时，当配伍养血益气之药，以助祛邪而不伤正。临证时，为明确辨证，笔者认为要以疼痛的部位、性质为主要依据，并结合产后全身症状及舌脉，分型治之。若产妇出现产后遍身酸痛，肢体麻木，关节酸楚，伴有面色萎黄，头晕心悸，舌淡，苔薄白，脉细无力，为血虚；产后出现遍身疼痛，或关节刺痛，屈伸不利，按之痛甚，伴有恶露量少色暗，或小腹疼痛拒按，舌紫暗，苔薄白，脉弦涩，属血瘀；若产后遍身疼痛，项背不舒，关节不利，或痛处游走不定，或冷痛剧烈，恶风畏寒，或关节肿胀、重着，或肢体麻木，舌淡，苔薄白，脉浮紧，属外感；产后出现腰膝、足跟疼痛，艰于俯仰，头晕耳鸣，夜尿多，舌淡暗，苔薄，脉沉细，属肾虚。

辨证明确后，治疗选方一般相对简单。如血虚首选黄芪桂枝五物汤，血瘀首选身痛逐瘀汤，外感首选独活寄生汤，肾虚首选养荣壮肾汤。临证时笔者多以黄芪桂枝五物汤或人参新加汤合独活寄生汤加减，方中重用白芍以养血通络。若患者上肢疼痛，加桑枝、姜黄、羌活；下肢痛，加牛膝、独活；腰痛明显，宜重用杜仲、熟地黄；足跟痛，活动后减轻者，多为血瘀，加丹参、牛膝并重用；痛无定处者，多为风邪所致，加羌活、防风；日久者，加虫类药入络搜风除邪；寒邪重者，或合麻黄附子细辛汤。

产后病的病理特点为多虚多瘀，本虚标实，虚为产后第一病机。《素问·生气通天论》云："是故谨和五味，骨正筋柔，气血以流，腠理以密，如是则骨气以精，谨道如法，长有天命。"故产妇要营养均衡，勿贪食生冷、甜腻；还需重视饮食起居，适度运动，勿劳逸失常；注意情绪调节，勿急躁动怒。虽然"产后真元大损，气血空虚"，若能及时治疗，劳逸有节，调摄有据，则预后亦佳。

验案举例

刘某，女，33岁，已婚，2023年5月23日初诊。

主诉：产后四肢关节疼痛1周。

现病史：患者于4月8日足月顺娩一男活婴，产时顺利，无产后大出血及产褥期感染。1周前无明显诱因出现四肢关节疼痛不适，双脚明显，活动后疼痛加重，休息后缓解。现自觉全身发凉，乏力，腹胀，排气多，时觉烦躁，纳眠差，入睡困难，睡觉时流涎，便秘。现处哺乳期，混合喂养。

月经孕产史：13岁初潮，5天/28天，G_1P_1，顺产1男。

体格检查：一般情况好，神清，精神可，舌淡，苔薄白，右关脉弱。

辅助检查：抗链"O"、血沉、类风湿因子均正常。

西医诊断：产褥期关节痛。

中医诊断：产后身痛，脾胃虚弱，气血两虚证。

治法：健脾和胃，补血益气，通络止痛。

处方：黄芪30g，人参10g，当归10g，龙眼肉15g，茯神20g，木香10g，炒白术20g，砂仁12g，制远志15g，酸枣仁30g，鸡内金20g，炒山药20g，桂枝10g，炒白芍30g，大枣10g，生姜10g。7剂，饭后温服。

嘱患者保持心情舒畅，避风寒，忌食辛辣刺激食物，饮食适量，暂以煲汤为主。

辨治思路：妇人以血为本，气生血行血，血载气以行。产妇因产时用力，加之失血过多，耗伤气血，导致腠理、脏腑、肢节失于濡养，"不荣则痛"，出现四肢关节疼痛不适。结合该产妇症状、舌脉，可知其素体脾胃虚弱，产后加重，脾胃虚弱，化源不足，气血两虚，气虚失于温煦则怕冷，血虚筋脉肌肤失养则痛。

脾虚，故乏力腹胀，排气多。脾虚无力助肝之升散，故烦躁。夜间流涎亦为脾虚食滞胃肠之征。其证属脾胃虚弱，气血两虚，治以健脾和胃、补血益气、通络止痛之法，予黄芪桂枝五物汤合归脾汤加减。

二诊：2023年5月31日。患者服药后四肢关节疼痛不适减轻，全身发凉、乏力感均有缓解，失眠略有好转，烦躁、腹胀减轻，纳食好转，二便调。舌淡红，苔薄白，脉弱。

上方去酸枣仁、龙眼肉、远志，易茯神为茯苓，加鹿角霜15g。7剂。

辨治思路：患者服用中药后气血充养，血脉通利，则四肢关节疼痛不适减轻；心神得安则失眠好转，烦躁减轻；气机通畅则腹胀减轻；脾胃调和则纳食好转。故去酸枣仁、龙眼肉、远志，易茯神为茯苓，加鹿角霜15g。鹿角霜性温，入肾、肝、脾三经，味咸，具有温肾助阳、通乳之效。

按语：《校注妇人良方》云："产后遍身痛者，由气虚百节开张，血流骨节，以致肢体沉重不利，筋脉引急。"认为女性孕期及分娩时筋脉关节松弛，是为"百节开张"。逢产时耗气、失血过多，或兼之产后调养不慎，则气血虚不得濡养四肢关节、肌肉、筋骨，导致产后身痛。结合本则医案患者舌脉及症状，考虑气血俱虚导致肌肉、筋脉失养所致的产后身痛，治疗以补血益气、通络止痛为主，首诊以黄芪桂枝五物汤合归脾汤加减治疗。黄芪桂枝五物汤出自《金匮要略·血痹虚劳病脉证并治第六》，原文云："血痹，阴阳俱微，寸口关上微，尺中小紧，外证身体不仁，如风痹状，黄芪桂枝五物汤主之。"黄芪桂枝五物汤原为治疗血痹之方，血痹以肢体局部麻木、骨节疼痛为主要症状，产后身痛与血痹有相同之处，亦属痹证范畴。方中黄芪甘温益气，桂枝温经通络，与黄芪配伍益气温阳，和血通经；芍药为止痛要药，可养血和营通络；生姜、大枣养血益气。诸药相合，使气血得行，筋脉通利，肌肤得养。

叶天士言"络虚则痛"，产后多为气血不足之体，络脉失养而发生肢体疼痛。《沈氏女科辑要笺正》云："此证多血虚，宜滋养，或有风寒湿三气杂至之痹，则养血为主，稍参宣络，不可峻投风药。"本病发于产后，以虚证多见，治宜补气养血，不可峻投风药重伤其阴。方用归脾汤补气养血，正中病机，可随症加减运用。归脾汤方中人参、黄芪补脾益气，以资气血生化之源；当归养血活血；白术、茯神健脾祛湿，茯神兼能宁心安神；龙眼肉甘温，既补脾气，又养心血;《本经》言远志"主咳逆伤中，补不足，除邪气，利九窍，益智慧，耳目聪明，不忘，强志倍力"；酸枣仁入心、肝之经，养血补肝安神；木香理气醒脾，与补气养血药配伍，使之补不碍胃，补而不滞；生姜、大枣同用，补益脾气养血。诸药合用，共奏补虚、通络、止痛之功。另佐以砂仁、鸡内金醒脾助运，行气调中，使之补而不滞；炒山药补脾健胃，益气养血。

本则产后身痛病案总以气血虚弱不能濡养经脉为根本，故治疗以健脾和胃、养血补气为主，脾胃健则气血生，气充血足，筋脉得养，诸症自除。

第二十节　产后发热

产后发热是产科常见疾病之一，是指孕产妇在产褥期内出现发热持续不退或者突然寒战高热，或同时伴有恶露异常及小腹疼痛等临床特征的疾病。如果在产后1~2日内见轻微发热，而无其他症状，多是由于产后阴血骤虚，阳气外浮，营卫暂时失于调和所致，一般可自行恢复，为生理性，不必紧张。另外产后3~4天也可能出现低热，同时乳房微胀，开始下奶，此时为"蒸乳热"，泌乳后体温会恢复至正常，一般不必处理。若发热持续不退，同时伴有其他症状，且反复发作，需认真排查，尽早排除产褥感染。产褥感染，多在产后2～3日出现，同时出现腹痛及恶露异常（恶露量少、色紫暗），应注意观察。临床上产后发热多由感染所致，如会阴切口感染、剖宫产腹部切口及盆腔感染、泌尿道感染，或是上呼吸道感染等，西医常采用抗炎药物、手术等对症治疗。

产后发热的记载首见于《素问·通评虚实论》："乳子而病热……手足温则生，寒则死。"宋代《妇人大全良方》有明确的"产后发热"之病名。目前关于产后发热的病因，一般认为与虚（产后多虚）、瘀（瘀血浊液）及感受六淫邪气等有关。其一：产后气血俱伤，失血则阴血暴虚，加之分娩元气受损，正气减弱，即所谓"产后百脉空虚"，气血骤虚，易感外邪，营卫不和而发热。其二：营阴本虚，阴不敛阳，使得阳无所依，阳气浮越，阴阳不调而发热。其三：瘀血内阻，血行不畅，壅遏气机而发热。另有产时感染邪毒，正邪交争，引起发热。

在临床诊疗过程中应根据发热类型、恶露特点、腹痛特点及伴随症状综合判断。若患者出现高热寒战，持续不退，伴恶露紫暗臭秽，小腹刺痛拒按，心烦口渴等症，多属感染邪毒，加之舌红，苔黄燥、黄腻，脉数有力，可进一步验证。产褥期应注意观察患者恶露情况，产褥感染患者最早出现的异常大多是恶露少，甚至有异味，应细审之，若出现此种情况则属产后危急重症，在治疗时注意要把握时机，中西医结合治疗，以及时控制感染扩散，以防他变。若患者有触冒风寒史，出现恶寒发热，头痛身痛，脉浮，则属外感证；出现寒热时作，乍寒乍热，恶露量少，色暗有块，小腹刺痛拒按，舌紫暗，有瘀斑或瘀点，脉弦涩，则属血瘀证；若出现低热不退，热势不盛，缠绵日久，恶露量少色淡，腹痛绵绵，喜暖喜按，舌淡，脉细数，乃属血虚证。

辨证明确后，治疗选方一般相对简单。如外感风寒首选荆穗四物汤，外感风热首选桑菊饮，血瘀发热首选生化汤，血虚发热首选八珍汤。此外湿热蕴结者，当以三仁汤加减。三仁汤虽是治疗湿温的代表方剂，但并不局限于治疗外感传染病。在临床中很多患者脾胃素弱，产后饮食肥厚，导致湿浊阻滞中焦甚或郁而化热，三焦气化不利而发热者，均可以考虑选用三仁汤加减治疗。另外，笔者认为，对于高热患者，石膏清热不伤正，不可顾虑过多。

产褥感染为产妇死亡的四大原因之一，因此住院医生要注意观察产妇的一般情况。如产后一两日恶露当多而不多、产后腹部不明原因的疼痛、一侧下肢肿胀等，应早发现、早诊断、早治疗。治疗时除要加强营养、纠正水、电解质平衡紊乱等一般处理外，注意防变为他证、防累及他脏。若出现高热不退，心烦汗出，斑疹隐隐等，为热入营血，及时以清营汤（《温病条辨》）加味；出现持续高热，神昏谵语，甚则昏迷，面色苍白，四肢厥冷等，为热入心包，以清营汤送服安宫牛黄丸（《温病条辨》）。急诊时的抢救用药也应知晓。

疾病不可怕，未及时明确诊断最可怕。在接诊产后发热患者时，常规的妇科检查必不可少，要及时了解外阴、阴道、宫颈创面或伤口是否有感染，必要时做双合诊检查，注意按压附件区有无增厚压痛、有无盆腔肿物、后穹窿有无触痛、是否饱满、有无包块等，其他如血常规检查、血培养等，均有助于早期诊断。

验案举例

马某，27岁，已婚，2022年6月14日初诊。

主诉：产后发热4天。

现病史：患者孕39周因胎膜早破、羊水Ⅲ度污染，无阴道试产意愿于6月6日行剖宫产手术，手术顺利。术后第4天（出院当天）无明显原因出现发热，体温波动于36.6~38.1℃，考虑由抗生素引起的发热，沟通后出院疗养。出院后患者经常于午饭后开始发热，从37℃开始，逐渐升高，至夜间十一时最高达38.5℃，晨起体温降至正常，发热时伴有头晕头痛，泛恶。现轻微头痛，身体困重，恶露量可，色鲜红，无腹痛，泌乳可，口黏腻，纳差，眠一般，大便黏腻，小便可。

月经孕产史：12岁初潮，5天/30天，G_1P_1。

体格检查：神清，精神一般。剖宫产伤口愈合情况良好，无渗出，乳房无局部红肿硬结。舌体胖大，有齿痕，苔黄厚腻，脉弦细滑。

辅助检查：血常规、CRP及白介素检查未见明显异常。

西医诊断：产褥期感染。

中医诊断：产后发热，湿热证。

治法：利湿清热，宣畅气机，芳化淡渗。

处方：苦杏仁15g，豆蔻15g，炒薏苡仁20g，姜半夏10g，姜厚朴10g，通草10g，王不留行15g，白芷15g，砂仁12g，柴胡30g，黄芩15g，淡竹叶10g，广藿香10g，炒苍术20g。3剂，温服。

辨治思路：本病案女性曾有不孕病史，自觉体虚，加之孕前进补，孕后产后各种营养素、营养餐不胜枚举，产后胃弱，不耐过补，结合患者症状、舌脉，辨其证为湿热，治当利湿清热，宣畅气机，芳化淡渗，故予三仁汤加减。

二诊：2022年6月17日。服药后患者热势已退，头痛较前减轻，恶露量减少。现自诉上火，舌起疱疹，仍觉身困痛不适，纳可，眠一般，二便调。舌红，苔黄腻，脉细滑。

上方去苦杏仁、通草、王不留行、白芷、柴胡，加黄芪20g，当归15g，麸炒白术20g，鸡内金30g，陈皮15g，黄柏10g。5剂。

辨治思路：患者服用3剂中药后湿热分消于三焦，机体气机宣畅，因而头痛减轻；气化则湿亦化，因而恶露量减少；湿化则热孤而热自解，因而热退；湿化则脾健，脾健则运化正常则纳可，便黏腻自愈。患者湿热为标，脾虚不运为本，结合"产后百节空虚"，且多虚多瘀，故方中加黄芪大补脾肺之气。当归以其甘润补血，辛散温通活血，既补血又活血。白术燥湿利水，麸炒后健脾益气之功增强，使后天气血生化有源。鸡内金、陈皮燥湿健脾。黄柏苦寒坚阴，清热燥湿。全方寓攻于补，共奏和脾胃、益气血、补正除邪之效。

三诊：2022年6月24日。患者精神健旺，自觉无不适。现纳眠可，二便调。舌质淡红，脉缓滑。

嘱患者畅情志，避风寒，忌食辛辣刺激，进餐荤素得宜，不必服药。

辨治思路：治疗本病勿拘于产后，亦勿忘于产后。

按语： 当今社会生活质量日益提高，优生优育观念普及，为保证母婴健康，孕妇在妊娠期摄入高热量食物，其饮食营养丰富，过剩的营养物质在体内易转化为湿热，加之生产过程中耗伤气血，产后气血亏虚，气化能力减低，体内湿热郁积则发热。结合患者舌脉及症状，辨证为湿热证，治疗以清利湿热、调畅气机为主，首诊以三仁汤加减治疗。三仁汤出自吴鞠通《温病条辨》，原文云："头痛恶寒，身重疼痛，舌白不渴，脉弦细而濡，面色淡黄，胸闷不饥，午后身热……长夏深秋冬日同法，三仁汤主之。"主治湿温初起，湿重于热之病证，有宣畅气机、清热利湿之效。本病案正值初夏之际，有午后热盛，口黏腻，大便黏腻，苔黄腻，脉弦滑等湿热症状，故用三仁汤加减。

三仁汤方中苦杏仁苦辛，轻开上焦肺气，肺主一身之气，气化则湿化；豆蔻芳香苦辛，行气化湿，以利中焦；薏苡仁甘淡，渗利湿热，利湿不伤阳，以利下焦。此三药体现了宣上、畅中、渗下，三焦同治，气行则湿化。姜厚朴行气燥湿，消胀除满；姜半夏降逆除湿；通草活络利湿；王不留行促进乳汁的分泌；白芷燥湿止痛；砂仁化湿行气；柴胡透表之邪，黄芩泄里之邪，柴胡升清解郁，黄芩降浊泻火，有郁解退热、调和表里之功，使气机调畅，内蕴郁热得消。淡竹叶清热利湿；广藿香芳香化浊和中；苍术健脾燥湿。诸药合用，共奏调畅气机、清利湿热之效。

虽产后气血两虚，但机体若有实邪，先以祛实邪为主，补益为辅。经首诊治疗后患者临床症状改善，结合产后特点，增加补益气血，扶助正气之药，使正气充足，邪有出路。

第二十一节　产后腹痛

产后腹痛是指产妇在产褥期，出现的与分娩或产褥有关的小腹疼痛，又称"儿枕痛""产后腹中痛"等。一般情况下，分娩后由于子宫的缩复作用，导致小腹呈阵阵作痛，于产后1～2日出现，一般持续2～3日自然消失，属生理现象，不必处理。若腹痛加剧，难以忍受，或腹痛绵绵，疼痛不已，则为病态，严重腹痛若得不到及时有效的处理不仅影响产妇正常的休息与睡眠，还可能带来躯体和精神上的痛苦。现代医学对产后宫缩痛及产褥感染引起的产后腹痛，常采用镇痛药物、非甾体抗炎药物以及解痉类药物治疗，并辅以物理及心理疗法，以改善相关临床症状为主。

《金匮要略·妇人产后病脉证并治》云："产后腹中疼痛，当归生姜羊肉汤主之。""产后腹痛，烦满不得卧，枳实芍药散主之。""产后腹痛，法当以枳实芍药散，假令不愈者，此为腹中有干血着脐下，宜下瘀血汤主之。"巢元方认为产后腹痛可分为两种：一则由于产后恶露未尽出，瘀滞胞宫则痛；二则由于产后脏虚中寒而痛。《傅青主女科歌括》将产后腹痛分为因"感寒饮冷作痛者""血块作痛者"以及"产后血虚脐下痛者"。

总之，中医学认为产后腹痛主要病机为"不荣则痛"与"不通则痛"，其发生与血虚、血瘀和热结有关。若患者素体虚弱，气血不足，加之产时、产后失血耗气过多，则冲任血虚，胞脉失养，或血少气弱，运行无力，血行迟滞，不荣则痛，发为产后腹痛；若产后情志不畅，导致肝气郁结，疏泄失常，气滞血瘀，或产后血室正开，起居不慎，风寒之邪乘虚而入，血为寒凝，导致瘀阻冲任，胞脉失畅，不通则痛，发为产后腹痛；若产时产后摄生不慎，邪毒内侵，入里化热，热与血结，痹阻胞脉，不通则痛，发为产后腹痛。

本病的治疗遵循"虚者补之，实者通之"的治疗原则，使气血调畅，胞脉通利，则腹痛自消。在临床诊疗过程中应根据腹痛的性质和程度、恶露性状，并结合伴随症状，辨别寒热虚实，综合判断其病因。若患者出现产后小腹隐隐作痛，喜揉按，恶露量少，色淡质稀，无块，伴有头晕眼花，面色无华，心悸怔忡，舌淡红，苔薄白，脉细弱，则属血虚证；若产后小腹刺痛或冷痛拒按，得热痛缓，恶露量少，涩滞不畅，色紫暗有块，伴胸胁胀痛，舌质紫暗，脉沉紧或弦涩，属血瘀证；产后小腹疼痛拒按或灼热疼痛，恶露时多时少，色紫暗，或如败酱，其气臭秽，伴发热，口渴，小便短赤，大便秘结，舌红，苔黄燥，或起芒刺，脉弦数，则属热结证。

辨证后，治疗选方一般相对简单，血虚证首选肠宁汤，血瘀证首选生化汤，热结证首选大黄牡丹汤。

笔者认为产后腹痛的病机多为虚实兼杂，治疗时宜"通""补"兼施，即化瘀与补虚相结合，使瘀血去、气血和则腹痛消。注意虚和实的轻重缓急，补虚不滞邪、攻邪不伤正为原则，或以补虚为主，或以祛瘀为主。此外，在患者出现产后腹痛时，宜常规做妇科检查其他辅助检查，以了解盆腔及子宫复旧情况。

验案举例

许某，女，29岁，已婚，2023年8月18日初诊。

主诉：产后小腹疼痛4天。

现病史：4天前患者足月顺产，受凉后出现下腹部疼痛，痛势剧烈，小腹痛拒按，按之有块，热敷后疼痛缓解。现恶露量少色暗，无异味，面色晦暗，无光泽，纳可，眠差，二便调。本次孕期围产保健顺利，产时顺利，胎盘、胎膜娩出完整，无产后出血及产褥期感染。

月经孕产史：13岁初潮，5天/28天，G_1P_1，顺产1男。

体格检查：一般情况好，神清，精神可，舌紫暗有瘀斑，苔白滑，脉细涩。

辅助检查：妇科彩超检查未见明显异常。

西医诊断：产后宫缩痛。

中医诊断：产后腹痛，寒凝血瘀证。

治法：温经散寒，化瘀止痛。

处方：小茴香10g，干姜10g，延胡索8g，当归10g，川芎10g，赤芍10g，五灵脂10g，肉桂12g，桃仁10g，益母草15g，乌药10g，炙甘草10g，蒲黄15g。7剂，温服。

嘱患者饮食清淡，忌食辛辣刺激及寒凉食物，保持心情舒畅，避风寒。

辨治思路：人之气血贵在温通，产后胞门大开，脏腑虚弱，若起居不慎，当风感寒，风寒之邪乘虚而入，血为寒凝，则客于腹中，筋脉收引，不通则痛，即作产后腹部疼痛。结合患者病史、症状、舌脉，其辨证为寒凝血瘀证，治当温经散寒，化瘀止痛，予少腹逐瘀汤加减治疗。

二诊：2023年8月29日。患者服药第3天突感一阵强烈腹痛后排出一黑色血块，随后腹痛明显减轻。现恶露渐下，睡眠好转，身觉乏力，时感精神倦怠，纳可，二便调。舌紫暗，有瘀斑，苔白滑，脉细涩。

上方加人参7g。5剂。

辨治思路：产后百脉空虚，血室正开，寒邪乘虚入侵胞宫，寒与血结，气血凝滞，胞脉不畅，则不通则痛，按之有块。患者服用7剂中药后寒邪去，瘀血消，机体气机宣畅，胞宫得温，血块得下，腹痛明显缓解，睡眠质量好转；气机得利，血得畅行，则恶露渐下。患者身觉乏力，时感精神倦怠，结合"产后百节空虚"，故加人参以补益全身之气。本案治疗方气血兼顾，温经通脉，散寒止痛，正中病机。

按语：产后正值血室空虚之际，患者起居不慎，导致寒邪乘虚而入，结合患者舌脉及症状，考虑血为寒凝导致的产后腹痛，故治疗以温经散寒、化瘀止痛为主，首诊以少腹逐瘀汤加减治疗。少腹逐瘀汤出自《医林改错》，其云："此方治少腹积块疼痛，或有积块不疼痛，或疼痛而无积块，或少腹胀满……兼少腹疼痛，或粉红兼白带，皆能治之，效不可尽述。"该方治疗女性原发性不孕症疗效奇佳，被誉为"调经种子第一方"，但少腹逐瘀汤不唯治疗妇科不孕，凡腹痛属于气滞血瘀者均可应用，尤适用于寒盛血瘀者，症见痛处不移，腹部喜暖，舌色紫暗，脉涩或弦。方中小茴香味辛性温，辛香发散，可温经散寒，理气和中；干姜味辛性热，其善祛寒助阳，有温中回阳、散寒之效；肉桂味辛甘，气大热，有散寒止痛、温经通脉之效。三药相合，可温通冲任，散寒祛瘀，使血脉通畅而疼痛自止。延胡索辛苦性温，"专治一身上下诸痛"，功擅活血止痛；当归味甘辛性温，可补血活血，调经止痛；川芎味辛性温，为"妇科之要药"，可理气活血，化瘀止痛；赤芍活血行气，散滞调经；蒲黄、五灵脂组方失笑散，功擅活血通瘀，散结止痛；桃仁活血祛瘀；益母草活血调经；乌药散寒止痛；炙甘草调和诸药。全方气血兼顾，温通兼行，具有活血祛瘀、温经止痛之功。

在诊疗产后腹痛过程中，首应先明确病因，有实邪时以祛邪为主，可适当配伍扶正补虚药，切记不可大剂量使用扶正药物，以免助邪或闭门留寇，待实邪去除或病情稳定后，可以扶正固本为主。

第二十二节　产后恶露不绝

产后恶露不绝是指产后血性恶露持续2周以上，仍淋沥不尽者，又称"产后恶露不尽""产后恶露不止"。产后恶露不绝是产后常见疾病，常见于产后子宫复旧不全、胎盘胎膜残留、子宫内膜炎、人工流产、中期妊娠引产后，临床多以宫缩剂联合抗生素对症治疗，必要时诊断性刮宫止血。

对于产后恶露不绝的认识，始于《金匮要略·妇人产后病脉证并治》，其云："产后七八日，无太阳证，少腹坚痛，此恶露不尽。"恶露出于胞中，乃血所化，而血源于脏腑。若素体虚弱，正气不足，或因孕期调摄不慎，加之产时气随血耗，或产后操劳过早，冲任不固，血失统摄，则恶露不止；若素体阴虚，又因产后亡血伤津，营阴更亏，阴虚生热，或产后感受热邪，或情志不畅，郁而化热，热扰冲任，迫血妄行，则恶露不止；产后胞宫、胞脉空虚，若寒邪乘虚而入，血为寒凝，或产后情志不畅，气滞血瘀，或有癥瘕，瘀阻冲任，血不归经，则恶露淋沥不止。

本病的治疗要遵循虚者补之、瘀者通之、热者清之的原则分别施治,并随症选加相应止血药以标本同治。在临床诊疗过程中应根据恶露的量、色、质、气味等,并结合全身症状辨别寒热虚实,综合判断其病因。若患者出现产后恶露过期不止,量多,色淡红,质稀,无臭味,伴有面色㿠白,精神倦怠,四肢无力,气短懒言,小腹空坠,属气虚证;若产后恶露过期不止,量较多,色鲜红,质黏稠,伴口燥咽干,面色潮红,舌红苔少,脉细数无力,属血热证;若产后恶露过期不止,淋沥量少,或突然量多,色暗有块,或伴小腹疼痛拒按,块下痛减,舌紫暗,或有瘀点,苔薄,脉弦涩,属血瘀证。

产后恶露不绝病理有气虚、血热、血瘀三个方面,且常常相互影响,互为因果,表现为虚中夹实、瘀热互结的特点。产后气虚,气虚则运血无力,血行不畅,瘀血留滞,形成气虚血瘀之虚实夹杂证;或产后失血伤阴,阴血亏损,阴虚生热,热灼阴液而成瘀,形成热瘀互结证。

气虚首选补中益气汤,血热首选保阴煎,血瘀首选生化汤,虚实夹杂证则根据辨证选方不同。关于产后恶露不绝的治疗,不可单纯认为"祛瘀则生新",而大量使用活血祛瘀药,应遵循"若欲通之,必先充之"的原则,采用补益之品使血脉充盈,气行畅达,则瘀血才能散去,后期则使用补脾肾之药以促进胞宫复旧。

本病单纯的气虚、血瘀或血热者少见,临床中气虚血瘀者居多,笔者临床常用下方:人参 6~10g,黄芪 10~50g,蒲黄 6~10g,当归 12~30g,姜黄 6~15g,白术 10~30g,川芎 12~20g,桃仁 6~10g,炮姜 3~10g,益母草 10~15g,茜草 6~10g。

方中药量要根据患者情况确定,如瘀血重者,重用蒲黄、益母草、茜草;气虚明显者,重用黄芪、白术;血虚者,重用当归。

临床上也会见到患者超声检查未发现异常,但仍出血者,此时需注意修复内膜,治宜健脾养血,清热利湿,常用黄芪、人参、当归、苍术、皂角刺、瞿麦、败酱草、姜黄、鳖甲、黄柏、白芍、鸡内金、熟地黄等。

预防产后恶露不绝很重要。产妇要注意合理饮食,均衡营养,尽早下床活动,及时排尿,还可以自己进行子宫按摩,具体方法:把手放在宫底的位置,做顺时针环形按摩,促进子宫收缩。此外,母乳喂养可促进产后子宫收缩,帮助子宫恢复到正常大小,减少阴道出血,因此建议坚持母乳喂养。若出现恶露过多,有活动性出血夹血块,头晕心慌,面色㿠白,伴有明显腹痛,则考虑胎盘胎膜残留,要及时就医处理,必要时行清宫术。对于产后出血淋沥不止,时间较长,或子宫异常增大者,还应高度警惕妊娠滋养细胞疾病。

验案举例

侯某,女,29岁,已婚,2023年6月2日初诊。

主诉:产后恶露淋沥不尽50天。

现病史:患者于4月13日足月顺产一男活婴,产时顺利,生产后前2天恶露量多,色鲜红,后量逐渐减少,色淡红,持续至今,质稀,无异味,活动后增多。产后多汗,夜寐欠佳,纳可,二便调。因泌乳极少,要求回乳。现间断左侧小腹隐痛,腰酸明显,未哺乳。

月经孕产史:12岁初潮,5天/30天,G_1P_1,顺产1男活婴。

体格检查:一般情况好,神清,精神可。妇科检查:阴道畅,可见淡红色血性分泌物;宫颈肥大,可见血性分泌物自宫颈口流出。舌淡暗,体胖大,苔白腻,脉濡滑。

辅助检查:彩超检查示子宫内膜厚约7mm,子宫、双侧附件未见明显异常。

西医诊断：产后子宫复旧不全。

中医诊断：产后恶露不绝，气虚血瘀证。

治法：益气养血，活血化瘀。

处方：黄芪20g，当归10g，白芍15g，陈皮15g，砂仁12g，人参10g，升麻6g，青皮10g，炒麦芽60g，败酱草15g，薏苡仁15g，墨旱莲30g，黄芩10g。7剂，温服。

嘱患者清淡饮食，保持心情舒畅，避风寒，忌食辛辣刺激，服7剂中药后复诊。

辨治思路：随着人们生活方式的改变，如熬夜、久坐、吹空调等，致使元气亏虚，运血无力，血滞成瘀。正如张景岳所云："凡富贵之家，过于安逸者，每多气血壅滞。"结合患者症状、舌脉，其辨证为气虚血瘀证，治当益气养血，活血化瘀，予补中益气汤加减治疗。

二诊：2023年6月13日。患者服药后恶露量明显减少，小腹隐痛减轻，夜寐好转，纳可，二便调，恢复哺乳。现自诉觉胸闷咽干。舌淡暗，苔薄白，脉沉细。

上方去人参、升麻，加大蓟10g，炮姜3g，续断20g。5剂。

辨治思路：患者服用7剂中药后，气血充足，气行则血行，瘀去则血生，恶露自止。患者自诉胸闷咽干，因此去升阳之效较强的人参、升麻，加大蓟、炮姜、续断，补益肝肾，固冲止血。

三诊：2023年6月20日。患者服药5天血止。

处方：归脾丸，每次8粒，每日3次。

辨治思路：关于产后恶露不绝的治疗，前期既要考虑产后气血多虚之一面，又要注意瘀血停留的一面，以恢复气血、祛除瘀滞为主，使旧血得去，新血得安；后期以补脾肾、固冲任、止血为主，以归脾丸善后。

按语： 产妇素体虚弱，加之分娩耗气伤血，气虚则无力行血，使瘀血内生，滞留胞宫，瘀血不去则新血不得归经。结合本患者舌脉及症状，考虑本患者乃气虚血失统摄兼血瘀导致的产后恶露日久不止，故治疗以益气养血、活血化瘀为主，首诊以补中益气汤加减治疗。补中益气汤由金元时期李东垣所创，首见于《内外伤辨惑论》，具有补中益气、升阳举陷之效，还可治气虚发热，为甘温除热的代表方剂。若有脾气虚中气下陷证，皆可使用补中益气汤加减治疗。此类患者可见出血表现，量或多或少，淋沥难净，本案产后恶露不绝即属此证。

方中黄芪配合人参以益气摄血；当归味甘、性辛温，甘能补，可益气血生化之源，辛能走窜通经，温能化散通血，既补血又活血；陈皮理气醒脾，使补而不滞；另加少许升麻升举下陷之阳气，升阳调中，使升降有序，摄血归经，恶露自出而血止；白芍能收能补，可养血调经，收敛气血，有"开源节流"之效；砂仁、炒麦芽和中调气，使补而不滞；青皮破积行滞，行散瘀血；墨旱莲滋阴养血、补益肝肾；"血瘀之处，必有伏阳"，血瘀日久，易于化热，见腹痛不适，则配清热之品黄芩，以期瘀热并除。薏苡附子败酱散出自《金匮要略》，由薏苡仁、附子及败酱草组成，具有解凝止痛、消除瘀结之效。本案患者阳虚不重，因此不用附子。诸药合用，以奏补养气血、祛瘀生新、清热止痛之效。

《宋氏女科秘书》云："小产宜补血、生肌肉、养脏气、生新血、祛瘀血为妙。"指出产后应补气养血，气血充足则瘀血自去，患者服药后临床症状改善。二诊、三诊肝、脾、肾三脏同调，澄源固本，可促进产后子宫收缩。

第二十三节　产后缺乳

哺乳期内，产妇乳汁甚少，或无乳可下，称为"缺乳"，又称"乳汁不足""乳汁不行"。本病的特点是产妇哺乳期完全无乳或乳汁甚少，不足以喂养婴儿。多发生在产后2～3日至半个月内，也可发生在整个哺乳期。

关于产后缺乳的认识，《诸病源候论》有"产后乳无汁候"，其云："妇人手太阳、少阴之脉，下为月水，上为乳汁……产则水血俱下，津液暴竭，经血不足者，故无乳汁也。"阴血、津液为乳汁生成的物质基础，气为乳汁生成的动力。若平素气血亏虚，或素体脾胃虚弱，则气血生化不足，加之产后百脉空虚，或产后操劳过度，气血愈虚，津液匮乏，无法化为乳汁。或产后情志不遂，肝失条达，气机不畅，致乳络不通，乳汁运行不畅，因而缺乳。另外精神紧张、劳逸失常、营养不良或哺乳方法不当等，也可造成乳汁分泌不足。

本病辨证有虚实两端。若产妇出现产后乳少，甚或全无，乳汁清稀，乳房柔软，无胀感，伴有面色少华，倦怠乏力，神疲食少，舌质淡，苔薄白，脉细弱，属气血虚弱；出现产后乳少，甚或全无，乳汁浓稠，乳房胀硬、疼痛，伴胸胁胀满，情志抑郁，食欲不振，舌质正常，苔薄黄，脉弦或弦数，属肝郁气滞。

本病治疗以调理气血、通络下乳为治则。气血虚弱首选通乳丹，肝郁气滞首选下乳涌泉散。"世人不知大补气血之妙，而一味通乳，岂知无气则乳无以化，无血则乳无以生……治法宜补气以生血，而乳汁自下，不必利窍以通乳也。"因此补益气血重在补气以生血，故临证时笔者多以大剂量黄芪、参类调治，以下方加减：

当归6~15g，白芍10~20g，鹿角霜15g，白芷10~15g，漏芦6~12g，通草6~15g，生地黄10~20g，王不留行10~15g。气虚者加黄芪10~30g，党参10~30g；阴虚者加麦冬10~20g，玄参15g；肝郁者加柴胡6g，桔梗3~6g。并辅以乳络疏通。

另外，日常饮食要加强营养，常规煲鱼汤、排骨汤、猪蹄汤、甲鱼汤时可以加黄芪、枸杞、通草等。

以下预防与调摄要重视：①孕前调治：应尽早诊治乳腺发育不良，肥胖者应加强锻炼；②孕期保健：纠正贫血，调畅情志，穿着宽松，清洁乳房，避免牵拉乳头；③产后调摄：调畅情志，注意恶露的情况，保证睡眠，提倡早哺乳，按需哺乳，合理营养，饮食不可过于滋腻。

产后缺乳宜早期治疗，产后半月内疗效较好，多能治愈。肝郁气滞者，宜调节情志，及时治疗，否则会发展为乳痈。

验案举例

徐某，女，25岁，已婚，2023年5月5日初诊。

主诉：产后乳汁量少5天。

现病史：患者于4月22日剖宫分娩一健康女婴，产后第10天无明显诱因出现乳汁逐渐减少，点滴即止，双乳房稍大而软，自触乳房内有结块。现形体消瘦，面色萎黄，皮肤不华，倦怠，气短汗出，眩晕，恶露不净，色暗红，量时多时少，食少纳差，睡眠差，小便清，大便不成形。既往月经量少，色淡。本次孕期有先兆流产病史，以黄体酮和绒毛膜促性腺激素保胎治疗。

月经孕产史：12岁初潮，5天/30天，$G_3P_1A_2$，因计划外妊娠行人工流产2次。

体格检查：一般情况好，神清，精神可，舌淡红，苔白，脉细虚数。

西医诊断：产后缺乳。

中医诊断：产后缺乳，气血虚弱证。

治法：补气养血，佐以通乳。

处方：黄芪30g，当归10g，党参15g，王不留行10g，白芍30g，桂枝10g，茯苓20g，熟地黄15g，煅龙骨20g，鹿角霜15g，鸡内金15g，煅牡蛎20g，麦冬15g。7剂，温服。

黄芪6g，枸杞6g，通草3g，煲汤，猪蹄汤、排骨汤、乌鸡汤等皆可。

嘱患者保持心情舒畅，避风寒，忌食辛辣刺激之品。

辨治思路：《傅青主女科》云："妇人产后绝无点滴之乳……是气与血之两涸乎！夫乳，乃气血之所化而成也，无血固不能生乳汁，无气亦不能生乳汁。"产妇分娩失血耗气，以致气血虚弱，复因产后操劳过度，耗伤气血，不能化生乳汁，因而乳汁甚少或无乳可下；脾胃虚弱，化源不足，气血虚弱更甚，气血不足，不能上荣于面，故患者见面色萎黄，皮肤不华，消瘦；气虚致脏腑功能减退，故见倦怠，气短；气血双亏，脑窍失养，故见眩晕；气血不足，无力统血摄血，导致恶露不净，色暗红，量时多时少；阳气不振，脾虚失运，故食少纳差；气血不足，阴阳失交，则睡眠差，汗出；血液亏虚，冲任失养，则见月经量少，色淡；舌淡红，苔白，脉细虚数，小便清，大便不成形，为虚证征象。其证属气血两虚，治以补气养血，佐以通乳，调和阴阳，予通乳丹合桂枝加龙骨牡蛎汤加减。

二诊：2023年5月16日。患者服药后乳汁量较前明显增多，倦怠、气短、汗出、眩晕均有缓解，睡眠质量改善，纳食好转，恶露量减少，二便调。舌淡红，苔薄白，脉弱。守一诊方，7剂。

辨治思路：患者服中药后乳汁增多，精神转佳，诸症有减，此乃气血始旺，乳汁始增，心神得安，脾胃调和，继续守方，巩固疗效。

按语：乳汁是由血所化，赖气而行。《景岳全书·妇人规》云："妇人乳汁，乃冲任气血所化，故下则为经，上则为乳。若产后乳迟乳少者，由气血不足……其为冲任之虚弱无疑也。"乳汁为气血所生，若气血亏虚，生化乏源，必致产后缺乳。结合患者症状、舌脉，可知其素体脾胃虚弱，产后加重，考虑产后气血虚弱更甚导致的乳汁化源不足。故治疗以益气养血为主，佐以通乳，首诊以通乳丹合桂枝加龙骨牡蛎汤加减治疗。通乳丹来源于《傅青主女科》，具有补气生血、通脉下乳的功效，方后注云："二剂而乳汁如涌泉也。此方专补气血以生乳汁，正以乳汁生于气血也。"方中黄芪味甘，性微温，功专补气，一则补气健脾生血以化乳，二则补气行气以通乳；当归味甘，性辛温，可补血活血调经，既可补血又可化瘀，与黄芪合用，方为当归补血汤，有补气以生血、气血双调之效；党参味甘性平，可补气生血，助精养神，正合产后气血亏虚之象；麦冬养血滋阴，增液生乳；通草通脉下乳；猪蹄补血滋阴通乳；王不留行，归肝、胃经，可下乳活络；茯苓健脾益气，宁心安神；熟地黄养阴补血；鹿角霜培补冲任，温阳以生乳；鸡内金健补脾胃，以助气血化源。诸药相合，共奏补气养血、通络下乳之功。

本则病案另合以桂枝加龙骨牡蛎汤加减。该方出自《金匮要略·血痹虚劳病脉证并治第六》，有补正虚、调营卫、和阴阳之效。方中桂枝、白芍相合，温阳以益阴，敛阴以涵阳，可调和营卫，使阳固阴守，可改善睡眠质量、止汗。另乳汁乃血所化生，故方用大剂量白芍养肝血以滋乳。煅龙骨、煅牡蛎潜镇摄纳，可止恶露；另有黄芪、枸杞等补益中药同猪蹄、排骨、乌鸡血肉有情之品同炖，因此减有药食同源起相似之效的生姜、大枣，产妇食肉饮汤，药食两得，可补气益血，填精益髓。

本则产后缺乳案总以气血虚弱为发病之本，故治疗以补气养血为主,再佐以通乳,当气充血足,阴阳调和,津液恢复,则乳汁可下,余症自除。

第二十四节 产后情志异常

产妇在产褥期出现精神抑郁,沉默寡言,情绪低落,或心烦不安,失眠多梦,或神志错乱,狂言妄语等症者,称为"产后情志异常",通常在产后2周内出现。本病证相当于现代医学的产褥期抑郁症,大多是由于激素水平的变化、孕期生活环境、各种压力、家庭关系等原因导致。目前心理治疗是重要的治疗手段,药物首选帕罗西汀等5-羟色胺再摄取抑制剂。

《诸病源候论·产后风虚癫狂候》云:"产后血气俱虚,受风邪入并于阴则癫忽发……邪入并于阳则狂,发则言语倒错,或自高贤,或骂詈不避尊卑是也。"本病病位在心,涉及肾、肝二脏,无论顺产还是剖宫产,产时产后气血俱伤,加之产后承担哺乳职责,导致气血耗伤或气血运行不畅,脏腑失养,功能失常,影响机体精神状态,出现情志异常。产后情志异常总以调和气血、安神定志为治疗总则。在临床诊疗过程中应重视产后"多虚多瘀"及气血变化的特点,并结合产后全身症状及舌脉,分型治疗。产妇产后,若思虑太过,心血暗耗,心失所养,出现精神抑郁,沉默寡言,情绪低落,悲伤欲哭,失眠多梦,健忘心悸,神疲乏力,面色苍白或萎黄,舌质淡,苔薄白,脉细弱,属心血不足;若遭受丈夫婆嫂嫌弃,易情志抑郁,加之产时失血,导致肝失所养,则肝郁更甚,出现心烦易怒,夜不入寐,或噩梦纷纭,惊恐易醒,恶露色紫暗,有血块,胸胁、乳房胀痛,善太息,舌淡红,苔薄,脉弦或弦细,属肝气郁结;由于分娩用力,产后元气亏虚,无力运血，血滞成瘀，或产后腠理疏松，机体感寒后寒凝胞宫，出现郁郁寡欢，默默不语，神思恍惚，或狂言妄语，如见鬼神，喜怒无常，恶露不下或下而不畅，色紫暗，有血块，小腹疼痛拒按，面色晦暗，舌质紫暗，有瘀斑，苔白，脉弦或涩，属血瘀。

心血不足首选天王补心丹、百合地黄汤；肝气郁结首选逍遥散、柴胡剂；血瘀首选癫狂梦醒汤、血府逐瘀汤。

在产后调摄上应着眼于气血，以恢复气血调和为根本之法，勿忘妇人以血为本。心主神志，临证中有些看似肝气郁结，实则为血虚不能荣养心神。另治疗时注意补血不忘行瘀。肝主疏泄，性喜条达，肝气郁滞与郁证的发生发展关系密切，且产妇更易因家庭、社会等压力郁积成疾，导致情志异常，所以在治疗本病时也应及时采用疏肝理脾、调畅气机之法，同时注意养血以疏肝，切忌过用辛散之品。

笔者在临床诊疗过程中非常注意患者的睡眠和大便情况，必要时辅以养心安神之品或外治之法，使二便通畅。家人尤其伴侣的精神关怀及饮食调整对本病的治疗也有重要意义。由于本病对婴儿的影响及再次妊娠复发率较高等问题的存在，孕前宣教要重视。必要时与家属携手，早期关注，有效沟通，非常必要。若发现情志异常程度加重，应尽早找精神科医生做相关咨询，接受正规心理治疗甚至药物治疗，防止不良事件的发生。

验案举例

万某，女，38岁，已婚，2022年2月25日初诊。

主诉：产后烦躁、脱发4个月余。

现病史：患者2021年10月中旬足月剖娩一女活婴，无明显诱因出现情绪低落，兴趣缺乏，时有烦躁，易怒，身感倦怠乏力，遇事易心慌。现面色萎黄，晦暗无华，形体消瘦，脱发，失眠，耳鸣，纳眠差，小便黄，大便正常。口服氟哌噻吨美利曲辛片、谷维素片，效果一般。产后哺乳期，月经未潮。

月经孕产史：17岁初潮，（3~5）天/（38~60）天，G_1P_1，剖娩1女。

体格检查：一般情况好，神清，精神一般，舌淡胖，苔黄腻，脉极沉细。

西医诊断：产褥期抑郁症。

中医诊断：产后情志异常，脾肾两虚证。

治法：补益脾肾，调养心神。

处方：人参6g，麸炒白术20g，当归15g，黄芪15g，白芍30g，熟地黄30g，龙眼肉10g，桂枝10g，茯神30g，焦神曲20g，砂仁10g，陈皮15g。7剂。

嘱患者暂禁房事，保持心情舒畅，避风寒，清淡饮食，忌食辛辣刺激之品。

辨治思路：正常情志活动以脏腑气血为物质基础，妇女以血为本，经、孕、产、乳数伤其血，《灵枢·五音五味》曰："妇人之生，有余于气，不足于血，以其数脱血也。"若产妇平素气血不足，加之分娩气血损耗过多，或产后劳力伤神过度耗伤气血，造成脏腑失养，魂神不安，而出现情志异常的表现。另心气虚则悲，脾气虚则四肢不用、五脏不安，结合该患者症状、舌脉，其证属脾肾两虚，治当补益心脾，调养心神，予归脾汤加减。

二诊：2022年3月8日。患者服药后烦躁易怒、乏力、心慌减轻，纳食好转，小便黄，大便正常。现仍脱发，失眠，有时彻夜难眠，耳鸣。舌淡胖，苔黄腻，脉弦细。

处方：桂枝10g，熟地黄30g，酒萸肉20g，麸炒山药30g，牡丹皮15g，泽泻15g，茯苓20g，炒白术20g，白扁豆20g，砂仁10g，姜厚朴10g，神曲20g，鹿角霜15g。7剂。

辨治思路：患者服药后部分症状改善。本次就诊辨其证为肾精亏虚证，治当补肾填精，调养心神，佐以健脾，以后天资先天，使精血互生，予六味地黄丸加减。

三诊：2022年3月18日。患者服药后，睡眠、情绪状态明显好转，脱发、耳鸣情况均有改善，已自行停用西药半月。舌淡红，苔白，脉沉细。

处方：醋北柴胡10g，煅龙骨30g，人参10g，白术20g，黄芩10g，煅牡蛎30g，桂枝10g，清半夏10g，当归10g，细辛3g，鹿角霜15g，钩藤10g，石菖蒲10g，蜜远志15g，7剂。

辨治思路：患者服药1个月后，诸症好转。《伤寒论》第107条云："伤寒八九日，下之，胸满烦惊，小便不利，谵语，一身尽重，不可转侧者，柴胡加龙骨牡蛎汤主之。"本方和解表里扶正，重镇安神除烦，可用于产后情志异常。

按语：患者生产后，元气大伤，气血匮乏，结合患者舌脉及症状，考虑脾肾两虚导致心失所养引起的神志异常，治疗以补益脾肾、调养心神为主，首诊以归脾汤加减治疗。归脾汤源于宋代严用和《济生方·卷四》，书中言"归脾汤，治思虑过度，劳伤心脾，健忘怔忡"，有养心健脾、益气补血之效。本案高龄产妇素体气血亏虚，加之产后失血，心血暗耗，血不养心，心神失养，故致产后情志异常。首次方中人参、白术、黄芪补脾益气，使营血生化有源；当归、龙眼肉补血养心而安神；白芍养血调经安神，桂枝辛温，助卫阳，通经络，引阳入阴，使营卫阴阳调和，缓解相关精神症状；茯神宁心安神定志；焦神曲、砂仁、陈皮理气健脾，可防大量益气补血药妨碍脾胃功能，使补而不滞，滋而不腻；《医经精义》云："精以生神，精足神强，自多伎巧。髓不足者力不强，精不足者智不多。"肾精充足，则脑髓发育充盈，则神有所养，情志得安，因此加熟地黄滋阴补肾，养血安神。诸药合用，使脾气健旺，肾精得充，共奏养心、健脾、补肾、益气、补血之效。

产妇素禀肾精亏虚，妊娠伊始，母体肾精颐养胎儿，产时津血耗伤，肾精受损，因此二诊时给予六味地黄丸加减。方中熟地黄滋阴补肾，填精益髓；酒萸肉补益肝肾；山药双补脾肾，既补肾固精，又补脾以助后天生化之源；牡丹皮为血中气药，苦辛，苦能入血，辛能生水，故益少阴，清心养肾；泽泻利水渗湿，引药下行入肾；茯苓健脾渗湿，宁心安神；白术补气健脾益肾；白扁豆、神曲、砂仁健脾渗湿，调畅气机，使补而不滞；厚朴行气燥湿消积；鹿角霜温肾助阳；桂枝温通经脉，促进胎儿生长发育。全方补中有行，行不伤正，升降相得，畅通气机，共奏滋阴补肾、健脾宁心之功。

少阳经可调节体表太阳经络和体内阳明经络的开阖，少阳经异常会影响人体阳气的升降出入，导致阳气不振，引起抑郁，因此三诊时给予患者柴胡加龙骨牡蛎汤加减。方中柴胡疏肝解郁，调达肝气；龙骨、牡蛎入肝肾经，可镇静安神；黄芩苦寒性降，《神农本草经》谓其治"诸热"，泄情志郁结之邪热，使三焦通畅；清半夏辛温，既有辛散开结之力，又有降逆之功，能开郁结之气；桂枝助阳化气，调和阴阳；人参、白术益气和中，助正气逐邪外出；鹿角霜温补肝肾，强筋骨，有利于产后气血恢复；细辛辛散，归心经，可通心络；当归养血活血调经；石菖蒲配伍远志可舒心气，畅心神，安神开窍；钩藤平肝安神。全方共奏宣畅枢机、调和阴阳、安神开郁之效。

产后气血恢复缓慢，非一朝一夕可奏其功，本则病案，笔者分别采用归脾汤加减、六味地黄丸加减、柴胡加龙骨牡蛎汤加减，用药循序渐进，调和气血，疏肝解郁，安神定志，使产妇逐步恢复至正常精神状态。

第二十五节 盆腔炎性疾病

妇科炎症最常见的是盆腔炎性疾病和盆腔炎性疾病后遗症两种，临床上以后者居多，本篇仅讨论盆腔炎性疾病后遗症。本病既往多称为慢性盆腔炎，以不孕、输卵管妊娠、慢性盆腔痛、反复发作、缠绵难愈为主要临床表现，严重影响妇女的生殖健康和生活质量。根据发病部位及病理不同，可分为慢性输卵管炎与输卵管积水、输卵管卵巢炎及输卵管卵巢囊肿、慢性盆腔结缔组织炎等。

中医古籍中虽无病名记载，根据其症状特点，一般归属为"热入血室""带下过多""妇人腹痛""癥瘕""产后发热"等范畴。其病位在胞宫、冲任及下焦，主要机制为冲任虚衰，胞脉失养，"不荣则痛"，及冲任阻滞，胞脉失畅，"不通则痛"。

本病多以血瘀为关键，湿、虚、热为其病机特点，主要是由于湿热毒邪留恋于冲任、胞宫，与气血搏结，聚结成瘀。因湿邪致病，故本病缠绵反复，证候虚实错杂。常见的临床证型有湿热瘀结、气滞血瘀、寒湿凝滞、气虚血瘀和肾虚血瘀等。临床可根据病史（宫腔手术史、盆腔炎、阑尾炎史）、症状（腹痛）、全身症状（乏力、精神萎靡、头痛、失眠等，常在月经期、性生活后、劳累后加重）、妇科检查以及盆腔彩超等诊断，以腹痛性质、带下色质味以及舌脉综合辨证。若少腹胀痛，或下腹癥块，带下量多，色黄，有异味，脘闷纳呆，口腻不欲饮，大便溏或秘结，小便黄赤，苔黄腻，脉滑或弦滑，多为湿热瘀结证；若下腹冷痛或刺痛，得温则减，带下量多，色白质稀，月经量少或月经错后，色暗有血块，畏寒怕冷，大便溏泄，舌淡暗有瘀点，苔白腻，脉沉迟或沉涩，多为寒湿瘀滞证；若下腹胀痛或刺痛，情志不畅则腹痛加重，经行量多有瘀块，瘀块排出则痛缓，胸胁、乳房胀痛，舌紫暗或有瘀点，脉弦涩，多为气滞血瘀证；若小腹隐痛，经期延长或量多，经血淡暗，带下量多，色白质稀，体倦乏力，食少纳呆，舌淡暗，脉弦细，多为气虚血瘀证；若痛连腰骶，劳累时加重，头晕耳鸣，腰膝酸软，夜尿频多，舌暗淡，苔白，脉沉涩，多为肾虚血瘀等。

以盆腔二合诊为主，结合彩超和辅助检查，盆腔炎可以明确诊断。明确诊断后以辨证选方为宜。

湿热瘀结证首选银甲丸，寒湿凝滞证首选少腹逐瘀汤，气虚血瘀证首选理冲汤，气滞血瘀证首选血府逐瘀汤等，肾虚血瘀证首选温胞饮合失笑散。用药时要注意患者个体差异情况，如输卵管通而不畅可以酌加皂角刺、路路通、丝瓜络，腹痛明显酌加失笑散等，带下过多酌加二妙丸、三妙丸等。

盆腔炎性疾病后遗症多为湿邪余毒残留，与冲任之气血相搏结，凝聚不去，致湿瘀互结胞中。湿为阴邪，缠绵难愈，耗伤气血，正虚邪恋，致反复出现或生他病。本病起病缓慢，但病情反复，顽固不愈，故为临床常见病。临床以湿瘀互结证常见，笔者常用盆炎方（薏苡附子败酱散合桂枝茯苓丸）加减：桃仁10g，败酱草20g，炒薏苡仁20g，赤芍15g，牡丹皮15g，茯苓15g，白芷15g，延胡索15g，连翘15g，黄芪20g，桂枝10g，川牛膝15g。寒湿者，加附子6g；腹痛明显，加五灵脂10g，蒲黄10g；带下多，色黄，加黄柏20g，苍术20g，椿皮15g；输卵管积水，加车前子15g，冬葵子10g，冬瓜皮15g；输卵管通而不畅者，加路路通15g，炮山甲3g，皂角刺15g。

本病日久，临床上可见虚证及寒证，中医还可以选用灸法，以温和灸或隔姜灸为主，穴位选关元、气海、神阙、中极等。也可选择中药灌肠，尤其是子宫后位患者。中药保留灌肠可减轻药物对胃肠道的刺激，且药液直达病灶，可减少炎症渗出，抑制结缔组织增生，防止粘连。盆腔炎灌肠方：丹参、乳香、没药、大血藤、乌药各15g，吴茱萸5g，大黄10g，桃仁10g，细辛3g。中药包热敷有助于炎症消散吸收，减轻症状，常用药有吴茱萸、大青盐、丁香等。药包热敷于小腹部，每次15~20分钟。

验案举例

王某，女，35岁，已婚，2023年6月16日初诊。

主诉：右侧下腹部坠胀疼痛3个月。

现病史：既往月经周期规律，6天/28天，3个月前因负责一项计划书，长期久坐电脑前，每日长达14小时，又于经期余血未净时同房，遂出现右侧下腹部坠胀疼痛不适，经期加重，后白带异常，时有腰部酸痛，劳累、同房后加重。LMP2023年6月4日，持续6天，经色暗，夹黏液，右侧下腹部酸胀不适。刻下症：右侧下腹部坠胀疼痛，腰酸痛，白带量多，色黄，质脓稠，纳可，眠差，大便质黏，小便色黄。

月经孕产史：14岁初潮，6天/28天，G_1P_1，2019年因前置胎盘于足月剖娩一女活婴。现工具避孕。

辅助检查：妇科彩超检查示子宫大小正常，内膜厚约6.5mm，宫体前壁峡部液性暗区（考虑憩室可能），盆腔积液（51mm×37mm）。

体格检查：一般情况好，神清，精神一般。阴道通畅，白带量多，色黄，大量黏液脓性分泌物；宫颈肥大，多发纳氏囊肿，宫颈抬举痛明显；子宫后位，触痛阳性；右侧附件区增厚，压痛明显，左侧无异常。舌质暗红，舌下络脉增粗迂曲，苔腻略黄，脉弦滑。

西医诊断：盆腔炎性疾病后遗症。

中医诊断：盆腔炎性疾病后遗症，湿热瘀结证。

治法：清热利湿，活血化瘀。

处方：黄芪20g，薏苡仁20g，败酱草20g，连翘10g，桂枝10g，茯苓20g，桃仁10g，赤芍15g，牡丹皮15g，皂角刺15g，白芷15g，黄柏20g，苍术15g。7剂，平时服，药渣热敷下腹部。

当归15g，川芎10g，桃仁10g，柴胡6g，桔梗6g，败酱草15g，生地黄10g，赤芍15g，牡丹皮10g，鳖甲10g。4剂，经期服。

辨治思路：患者为育龄期女性，因久坐、久视电脑，气血两伤，又经期余血未净时同房，邪气客于冲任、胞宫，引发本病。结合症状及舌脉，患者目前湿热瘀结为标，治当清热利湿，活血化瘀，以薏苡附子败酱散合桂枝茯苓丸为主，经期以血府逐瘀汤加减。

二诊：2023年7月12日。LMP2023年7月1日，6天净，量可，色暗，无腹痛。偶有小腹部疼痛不适，白带量中。舌质暗红，舌下络脉迂曲较前减轻，苔略腻，脉细滑。

一诊方减连翘、黄柏、白芷，加续断15g，香附15g，配合康妇消炎栓纳肛。

辨治思路：患者经来腹痛消失，平时偶有小腹痛、腰酸，结合舌脉，仍有湿瘀互结，仍以一诊方加减治疗。考虑诸症悉减，患者以虚为本，减连翘、黄柏、白芷，加续断、香附疏肝补肾以固本。

三诊：2021年7月28日。服药后腹痛愈。LMP2023年7月27日，现经行第2天，经量可，色红，无腹痛。舌质淡红，苔略黄，脉细。

守一诊经期方血府逐瘀汤加减继服。

辨治思路：患者正值经期，予血府逐瘀汤以活血理气通经，嘱经净后复查彩超并做妇科检查。

四诊：2023年8月18日。患者自诉上述症状均已消失，现纳眠可，二便调。妇科检查：阴道通畅，白带量中，色可，质清稀；宫颈肥大，多发纳氏囊肿；子宫后位，正常大小，质软；双侧附件区未触及异常。超声检查提示：子宫大小正常，内膜厚约6.3mm，宫体前壁峡部液性暗区（考虑憩室可能），左侧卵巢大小正常范围，内可见一大小约19mm×16mm卵泡回声，右侧卵巢大小正常范围，内未见异常回声。

辨治思路：患者经过2个周期治疗，腰酸、腹痛、白带异常等情况均已消失，结合妇科检查及超声检查，患者卵泡发育良好，患者有二胎要求，要求本周期试孕，未予药物治疗。

按语：患者近3个月因长期久坐，盆腔局部血液循环不畅，加之经期同房，外邪侵袭胞宫，结合患者舌脉及症状，考虑患者为湿热瘀侵袭冲任、胞宫，引发盆腔炎性疾病，故治疗以清热利湿、活血化瘀为主，首诊以盆炎方加减治疗。盆炎方由薏苡附子败酱汤合桂枝茯苓丸加减化裁而成，二方均出自《金匮要略》，薏苡附子败酱汤主治肠痈，有扶正祛邪、清热利湿、解毒化瘀之效，临床多用本方加减治疗肠痈内脓已成，身无热，肌肤甲错，腹皮急，按之濡，如肿状。桂枝茯苓丸是血水同治的代表方，徐忠可云："药用桂枝茯苓丸者，桂枝、芍药一阴一阳，茯苓、丹皮一气一血，调其寒温，扶其正气。"其组方配伍精妙，攻坚破结而不伤正，可以起到缓消癥块、温经通络之效。盆炎方中黄芪益气健脾以扶正祛湿；薏苡仁消肿利湿排毒；败酱草消肿解毒祛瘀；连翘清热解毒散结；桂枝善温通经脉；桃仁乃化瘀消癥之要药；茯苓祛痰利水，使水去痰行；赤芍、牡丹皮清热凉血化瘀；黄柏、苍术取二妙散之意，燥湿止带；白芷燥湿止带；皂角刺既祛湿止痛治本病，又通络防输卵管不畅。诸药合用，活血消癥之力益彰，兼顾新血不生及瘀久积热之病理，共奏清热利湿、活血化瘀、通络止痛之效。

盆腔炎性疾病后遗症以经期治疗为最佳时期，此时盆腔处于充血状态，使用活血化瘀药物，可促进瘀血随经血排出体外，有利于疏导经期血气运行，令月经畅达。《黄帝内经》曰："血气不和，百病乃变化而生。"治疗选择血府逐瘀汤加减。方中桃仁、川芎、赤芍、败酱草、牡丹皮重在活血祛瘀；鳖甲软坚散结；当归、生地黄重在滋阴养血；柴胡、桔梗引祛瘀之药布达病所。多项研究证实，血府逐瘀汤用于经期辅助治疗盆腔炎性疾病效果明显，不仅可以改善患者血液循环，又可降低炎症反应，改善痛经症状。

第二十六节　排卵障碍性不孕症

不孕症是指妇女有正常性生活，未避孕1年以上无法受孕者。现代医学对于不孕的认识更加深刻，诊断更加精准，顺利受孕的基本条件：卵巢能够排出成熟的卵子，黄体功能正常；卵子和精子运行通道通畅并能结合受精，输卵管功能良好；子宫内膜能为受精卵提供正常生长发育的环境。因此，不孕症成因包括女方因素、男方因素及不明原因三大类。其中女方因素主要有：①盆腔因素：输卵管病变，子宫体病变，子宫颈因素，子宫内膜异位症，先天畸形；②排卵障碍：下丘脑性，垂体性，卵巢因素；③其他内分泌因素。

正常育龄期女性在没有妊娠、非哺乳期或未使用激素类避孕药的情况下，其卵巢会以周期性的方式释放卵母细胞及包绕它的卵丘颗粒细胞，这一过程称之为排卵。排卵障碍是导致不孕症的主要原因之一，占比高达25%~35%，多与生殖内分泌紊乱、卵巢病变等原因相关。本节主要讨论排卵障碍性不孕症。

对于排卵障碍性不孕症患者，首先要明确其分类。世界卫生组织（WHO）基于外周血清促性腺激素和雌激素水平，将排卵障碍分为三型。Ⅰ型：下丘脑垂体功能衰竭，主要表现为闭经，内源性雌激素、FSH、LH水平低落，约占10%。Ⅱ型：下丘脑垂体功能障碍，主要表现为不规则或无排卵月经，FSH、E_2水平正常或LH/FSH水平失调，约占85%；Ⅲ型：卵巢功能减退，主要表现为FSH、LH水平升高，雌激素水平低落，卵巢对FSH、LH反应减退，多与高龄、卵巢储备下降有关。临床上针对不同的类型进行相应治疗，如Ⅰ型者给予卵泡雌激素、尿促性素，Ⅱ型者给予来曲唑、枸橼酸氯米芬、绒毛膜促性腺激素等治疗。

中医学对于种子早有记载，《周易》首载"不孕"之名，《素问·骨空论》言："督脉为病，其女子不孕。"《素问·上古天真论》曰："女子，二七而天癸至，任脉通，太冲脉盛，月事以时下，故有子。"总之，男精壮，女经调，胞络通，真机时，方能顺利受孕。

根据其临床表现，中医学将其归属于"月经不调""闭经""不孕症"等范畴。中医认为排卵障碍性不孕症以肾虚为本，血瘀、痰湿为标。由于肾虚，胞宫胞脉及冲任血海亏虚，经血不调；肾为气血之根、冲任之本，肾虚则气血失调，冲任不能相资；肾阳虚，不能温煦子宫，子宫虚冷，正如傅氏所言，"夫寒冰之地，不生草木；重阴之渊，不长鱼龙"，或肾阴虚火旺，血海蕴热，不能凝精成孕；另有血瘀、痰湿等阻滞胞宫、胞脉，胞脉阻滞，两精不能结合，不能成孕。《素问·上古天真论》云："女子七岁，肾气盛……二七而天癸至，任脉通……故有子……七七……天癸竭……故形坏而无子也。"肾藏精，为生殖之本，天癸由先天肾气化生，肾气充盛，月经有规律来潮，方可受孕；肾气亏虚，天癸竭，故冲任功能衰退，精血亏少，月经停止，不能生育。故肾气充盛是孕育的关键。《张氏医通·妇人门》云："因瘀积胞门，子宫不净，致使不孕。"《傅青主女科》云："妇人有身体肥胖，痰涎甚多，不能受孕者……日积月累……遮隔子宫，不能受精。"故血瘀、痰湿是导致排卵障碍性不孕症的重要病因。因此，治疗宜补肾助阳，活血化瘀，燥湿化痰。

本病多以肾虚为关键，兼血瘀、痰湿为病机特点。常见的临床证型有肾虚血瘀、肝郁肾虚、脾虚肝郁、肾虚、肝郁、痰湿等。临床以肾虚、血瘀、痰湿夹杂为常见。对于排卵障碍性不孕症患者，应该关注女性的月经周期、卵泡发育及排卵情况。临床中可根据生殖激素及AMH测定结果，结合患者基本情况，先调整三个月经周期，待月经周期规律，生殖激素及AMH情况好转后备孕，治疗时可予周期性治疗。

治疗排卵障碍性不孕症，宜遵从古人所云："求子之道，莫如调经。"笔者认为，调经就是调整女性阴阳气血的周期性消长转化规律，即中医周期疗法，结合现代医学认识，根据卵泡的发育、成熟、排卵及黄体形成不同阶段，分别给予中药调控，使卵巢及子宫内膜恢复生理性周期变化。

经行期：行经第1～5天，为肾阳至重而转化为阴的阶段，此期在阳气的推动下促其所主之胞宫由"藏"（血海满盈）转为"泻"，表现为"泻而不藏"（经血下行）。本阶段是本次月经的结束，又是新周期开始的标志，呈现"重阳转阴"的特征。用药宜温通，着重活血调经，以活血化瘀之法排出陈旧性经血，避免留瘀。现代医学认为此期由于排出的卵子未受精，黄体萎缩，雌孕激素水平随之下降，而子宫内膜得不到性激素的支持，发生坏死、剥脱，出现月经来潮。

经后期：指月经干净后至经间期前，为月经周期的第6～13天，此期阴渐长，血海空虚渐复，子宫藏而不泻，呈现阴长的动态变化，待精血充盛、气血和调，为真机期打下良好的物质基础。现代医学认为此期为子宫内膜的增殖期、卵巢的卵泡期，是卵泡发育及子宫内膜修复、增生的时期。由于雌激素水平逐步升高，促使子宫内膜增生、变厚，为排卵做准备。用药宜滋肾益阴养血，着重补益肝肾，固护阴血，促进卵泡发育成熟和子宫内膜修复。

经间期：周期第14~15天，也称氤氲之时，或称"的候""真机"时期。此期是重阴转阳、重阴必阳之际，必阳的结果，正是排卵的时候。子宫内膜受雌激素的不断刺激而日渐增厚，同时卵泡发育成熟、破裂排卵。用药宜活血化瘀以疏通冲任血气，着重重阴转阳，促进排卵。

经前期：月经周期的第16~28天。此期为阳长阶段，阳长至重。重阳是指月经周期阴阳消长节律中阳生的高峰时期，此时阴阳俱盛，以备种子育胎。若已受孕，经血下聚以养胎元，月经停闭；如未受孕，则去旧生新，血海由满而溢泻月经来潮。着重补肾助阳，提高黄体功能。

行经期：笔者常以四物汤加减治疗，常用方：当归10g，川芎10g，芍药10g，桃仁9g，柴胡9g，枳壳9g，桔梗6g，川牛膝15g，鸡血藤9g，乌药6g。服3~5剂，经行下腹冰凉，有血块，块下痛减者，可酌加蒲黄、玄胡、艾叶；月经黏稠，有异味者，可酌加瞿麦、败酱草；内膜厚薄不均匀或小息肉者，可酌加金银花、三七花。

经后期：笔者以育子方加减治疗，常用方：黄芪15g，党参10g，当归10g，熟地黄15g，砂仁9g，白芍15g，沙参15g，仙茅9g，杜仲20g，石斛10g，淫羊藿9g，鸡内金20g。卵泡小、长速慢且阳虚明显者，可酌加麻黄附子细辛汤；卵泡黄素化者，可酌加王不留行、皂角刺；若同时加西药促排者，考虑会出现子宫内膜滞后、卵泡长速过快等情况，可酌加玉竹、麦冬、菊花等养阴之品。

对于此类患者，超声下动态监测卵泡是有必要的。对于月经周期正常的患者，一般从月经第11～12天开始，一直监测到排卵日、卵泡破裂日，根据卵泡的大小并结合卵泡生长的速度确定下一次监测的时间。一般来讲，卵泡以每天1.0～2.0mm（直径）的速度生长，越近排卵日，生长速度越快。当卵泡直径12mm或以下时，2～3天复查一次，卵泡直径超过15mm时，尤其是18mm以上时，应每日监测，直至卵泡破裂。而对于用西药促排卵的患者来讲，一般选择停促排卵药后的第2天开始超声动态监测卵泡。卵泡平均直径达到18mm或以上被认为是成熟卵泡，直径超过28mm后卵泡会老化，建议放弃或者顺其自然。卵泡大小成熟后最好能检测雌二醇、黄体酮以评估是否为"优质"卵泡。在临床上，有时候监测排卵过程中，会遇到卵泡呈现不规则形状或者长椭圆形，对于这些非圆形的卵泡大家非常纠结其质量问题。卵泡形态饱满，更容易排出，但临床上不要仅仅因为其形状不好，就错过尝试的机会。我们知道，卵泡只有破裂了，卵子才能排出，才可能受孕。那么如果卵泡成熟了，如何帮助卵泡破裂，或者有些患者既往卵泡很大，不破裂甚至形成囊肿，这时怎么办？此时我们可以根据患者不同的情况，制定不同的方案以帮助患者卵泡破裂，如中药口服（破卵药）、肌肉注射（绒毛膜促性腺激素5000U）、体针和耳针等。

经间期：益母草15g，香附10g，三棱10g，桃仁10g，红花6g，玉竹10g，杜仲10g，每日2剂，可助卵泡破裂，防止黄素化。

经后期：以补肾阳为主，常用药如黄芪、党参、鸡内金、补骨脂、续断、砂仁、巴戟天、淫羊藿、杜仲、白术、麦芽、紫石英；若患者有怀孕要求，卵泡已破裂，给予着床方助孕，药用黄芪、桑寄生、砂仁、党参、白术、鸡内金、麦芽、苏梗、续断、补骨脂、莲子、山药、杜仲等。

对于不孕患者以月经不调为主者，结合生殖激素和AMH检测、基础体温测定、超声监测排卵等，调整月经周期，以促进卵泡发育、排出及子宫内膜的调整为要，必要时中西医结合治疗。

验案举例

李某，女，41岁，已婚，2023年6月14日初诊。

主诉：未避孕未孕1年余。

现病史：患者要求备孕三胎，近2年月经周期欠规律，2个月一行，经量较前减少一半，伴有小腹部坠胀感，近1年多未采取避孕措施，有正常性生活未怀孕。LMP：2023年6月8日（周期59天），量少，色暗（热敷后改善），经来腹痛。刻下症：腰酸，偶有耳鸣，纳可，眠差（入睡困难），二便调。

月经孕产史：14岁初潮，5天/30天，$G_4P_2A_2$，顺产2女，计划外妊娠2次。现无避孕。

体格检查：一般情况好，神清，精神可。舌质暗，有瘀点，苔白腻，脉沉细。

辅助检查：P 0.10ng/mL，T 0.34ng/mL，E_2 56.00pg/mL，PRL 7.55ng/mL，LH 9.36mIU/mL，FSH 10.12mIU/mL，AMH 0.73ng/mL。

西医诊断：排卵障碍性不孕症。

中医诊断：断绪，肾虚血瘀证。

治法：补肾活血。

处方：黄芪20g，党参10g，当归10g，熟地黄15g，砂仁12g，黄柏20g，仙茅10g，炒白芍15g，鸡内金20g，炒山药20g，巴戟天15g，淫羊藿10g，麦芽20g，红景天10g。10剂，平时服。

当归10g，川芎10g，赤芍10g，桃仁10g，小茴香12g，延胡索10g，川牛膝10g，鸡血藤15g，乌药10g，肉桂3g。3剂，经期服。

辨治思路：患者为41岁女性，E_2、FSH、LH水平升高，AMH水平下降，其生殖激素紊乱，卵巢功能处于减退状态，这是导致卵泡发育不良、不破裂的主要原因。患者未避孕未孕1年余，近2年月经推迟，月经量明显减少，卵泡未发育成熟，故诊断为排卵障碍性不孕症。患者经时伴有腰酸、耳鸣、入睡困难，结合舌脉，可辨证为肾虚血瘀。治疗当以补肾活血为主，予育子方加减以促进卵泡发育、子宫内膜增长。此外，考虑患者经期伴有腰酸、腹痛、经色暗，热敷后好转，故行经期予桃红四物汤加减治疗。

2023年7月12日、2023年8月22日就诊均按一诊方案治疗。患者治疗期间，月经周期规律，PMP2023年7月9日，3天净，量少，色稍暗，少量血块；LMP2023年8月16日，3天净，量较前稍增多，色可。期间监测卵泡质量仍欠佳。

四诊：2023年9月20日。LMP2023年9月16日，3天净，量同上次，色可，余无不适。纳眠可，稍有焦虑。舌质暗，有瘀点，有齿痕，苔黄腻，脉沉细略滑。P 0.10ng/mL，T 0.30ng/mL，E_2 29.00pg/mL，PRL 6.00ng/mL，LH 6.85mIU/mL，FSH 6.73mIU/mL，AMH 0.86ng/mL。

上方去党参、红景天，加续断20g，三七花3g。10剂，温服。

来曲唑片，每次2.5mg，每天1次，连用5天；注射用尿促性素肌肉注射，每次37.5U每天1次，连用3天。

辨治思路：经过3个月经周期的调理，患者E_2、FSH、LH水平较前均有所下降，AMH有所上升，生殖激素水平有所改善，综合评估患者目前情况，可尝试本月促排卵治疗。结合舌脉情况，一诊方去党参、红景天，加续断20g以补益肝肾，三七花3g以调节内分泌，缓解焦虑情绪。

五诊：2023年10月25日。上月促排后未孕，LMP2023年10月21日，3天净，量色较前明显改善，余无不适。舌质暗，有瘀点，有齿痕，苔黄腻，脉沉细略滑。

上方去当归、山药、麦芽，加酒女贞子15g，紫石英20g。10剂，经后期温服。

黄芪5g，党参3g，麸炒白术3g，山药10g，桑寄生5g，黄芩5g，砂仁6g，菟丝子5g，续断5g，杜仲5g，阿胶2g，鸡内金10g。10剂，卵泡破裂后服。

益母草5g，木香3g，醋香附5g，三棱10g，莪术10g，桃仁5g。4剂，卵泡发育成熟期服。

地屈孕酮片口服，每次10mg，每日2次。卵泡破裂后服。

辨治思路：患者上月促排后未成功受孕，于本月重新促排试孕治疗。经后期按照四诊方去当归、山药、麦芽，加酒女贞子补肝肾气阴，紫石英镇心神、暖胞宫。当卵泡发育成熟时，予活血中药4剂以助卵泡破裂。破卵之法即行气活血，经前期予中药着床方加减联合地屈孕酮片，目的是在卵泡破裂后帮助精卵结合，使受精卵成功着床发育。

六诊：2023年11月27日。LMP2023年11月23日，4天净，量、色可，余无不适。舌质暗，有瘀点，有齿痕，苔黄腻，脉沉细略滑。2023年12月5日，$E_2$248.08pg/mL。2023年12月6日超声检查：左侧卵泡21mm×24mm，子宫内膜厚约8mm。

患者现月经周期规律，卵泡发育良好，子宫内膜逐渐增长，继续按上月方案试孕。

七诊：2024年12月29日。现孕5周1天，腹胀不适，食欲欠佳，眠可，二便正常。舌质暗红，有齿痕，苔黄腻，脉沉细略滑。P 24.40ng/mL，β-hCG 9011.66mIU/mL，$E_2$227.00pg/mL，CA125 305.80U/mL。

处方：地屈孕酮片口服，每次10mg，每日2次；维生素E软胶囊口服，每次0.1g，每日2次。

黄芪20g，菊花15g，杜仲30g，党参15g，炒白术20g，菟丝子15g，陈皮15g，续断20g，桑寄生20g，升麻6g，黄芩10g，砂仁12g。6剂，温服。

继续保胎治疗至12周，其间暂禁房事，避免剧烈运动。

辨治思路：患者现已孕36天，结合患者年龄、孕三项（β-hCG、P、E_2）、CA125检测结果综合，不排除胚胎发育不良、胎停育的可能，建议患者保胎治疗至孕12周。地屈孕酮片、维生素E软胶囊联合口服以预防流产可能。妊娠期间出现腰酸、腹痛、小腹下坠，或伴有阴道少量流血者，称为"胎动不安"。现患者孕期腹胀不适，故诊断为胎动不安，结合舌脉辨证为肾虚血热夹湿证，治疗当以滋肾凉血安胎为主，予自拟保胎方安胎治疗。

按语：患者41岁，备孕三胎，40多岁的女性处于绝经前期，首先建议患者检查生殖激素及AMH，结合详细问诊，以评估其卵巢功能、排卵情况。若卵巢功能下降，建议边调理边监测卵泡，若卵泡发育可则备孕，反之，避孕，调理3个月经周期后再次评估。根据患者各项检查及症状评估，患者卵巢功能处于减退的状态，卵泡无法正常发育及排出，结合舌脉辨证为肾虚血瘀证，首诊治疗以补肾活血为主，平时以育子方加减治疗。育子方由四物汤合二仙汤化裁而成。方中四物汤之当归、白芍、熟地黄以补血调经。二仙汤之仙茅、淫羊藿、巴戟天、黄柏以温肾阳，补肾精，调理冲任。加上黄芪、党参以气血双补；砂仁、山药以健脾和胃，平补气阴；鸡内金生发胃气，麦芽启脾开胃，共同增强脾胃之气；红景天有益气活血之效，增强机体免疫力。全方共奏温阳补肾、养血调经之效。此外，患者经期伴有腰酸、腹痛、经色暗，但热敷后好转，故行经期予桃红四物汤加减治疗。方中当归配川芎气血兼顾，养血调经，行气活血之力增强；赤芍清热凉血，活血调经；桃仁活血调经，祛瘀生新，与当归合用，增强养血活血功效；

小茴香配当归，增强温经散寒、活血调经功效；小茴香配乌药、肉桂，增强散寒行气止痛之效；延胡索理气止痛；川牛膝活血祛瘀；鸡血藤养血调经。全方共奏养血活血、调经止痛之效，以促进子宫内膜充分剥脱，使气血运行通畅，冲任和调，祛瘀生新，胞宫清净。

待患者进行三个月经周期调理后，生殖激素水平和卵巢功能改善，卵泡监测发育可，可进行促排卵治疗。结合 E_2 水平评估其卵泡发育情况，待卵泡发育成熟后，予破卵之法助卵泡成功破裂。待卵泡排出后予中药着床方。方中菟丝子、桑寄生、续断、杜仲相伍，平补阴阳，滋肾填精，肾气足则胎有所系；黄芪、党参、白术、山药、砂仁相伍，健益脾气，化痰祛湿，黄芩清热燥湿，使上下表里湿邪俱除，以调经助孕；炒鸡内金健脾；阿胶滋阴以润燥。全方共奏健脾益肾、助卵养膜之效，促进精卵结合发育，子宫内膜增厚，使受精卵成功着床发育。

高龄再生育者，其流产率、并发症概率会相应增加，因此，妊娠早期保胎的治疗也很必要。笔者临床对于此类患者，常采用保胎方治疗。该方由寿胎丸加减化裁，方中菟丝子、桑寄生、续断补肾安胎；黄芪、党参、白术、陈皮健脾理气，燥湿化痰；黄芩、菊花清热燥湿安胎；砂仁行气化湿安胎；杜仲补肝肾以安胎；升麻具有升提功效，以防中气不足。全方共奏补肝肾、固冲任、清湿热、安胎元之效，以巩固胎元，促进胎儿生长发育。

第二十七节　输卵管阻塞性不孕症

输卵管阻塞性不孕症约占女性不孕症的25%～35%，是女性继发性不孕症最主要的病因之一。输卵管阻塞性不孕症与输卵管炎症、输卵管管壁的肌肉收缩功能下降、上皮纤毛蠕动变慢等有关，其可导致输卵管摄取卵子、输送受精卵着床的功能减弱或者丧失。

输卵管阻塞性不孕症以慢性盆腔痛、不孕、腰酸、带下过多等为主要临床表现，严重影响妇女的生殖健康和生活质量。评估输卵管通畅性的方法包括子宫输卵管碘油造影、子宫输卵管超声造影、宫腔镜下输卵管插管通液、腹腔镜下亚甲蓝通液以及输卵管镜检查等。临床中也有一部分无明显症状及阳性体征的患者。

输卵管阻塞常由输卵管炎引起，或因经期摄生不慎，或邪毒入侵胞宫，或宿血积于胞脉，致精卵难以结合。《石室秘录》云："任督之间倘有症瘕之证，则精不能施，因外有所障也。"

本病多以"血瘀"为关键，以气滞、痰饮、湿浊等有形之邪为病机特点，病情常反复，病程缠绵。常见的临床证型有肝气郁结、痰湿内阻、瘀滞胞宫、肾气虚等证。临床多以湿瘀互结证常见，疏通输卵管宜用薏苡附子败酱散合桂枝茯苓丸加减。腹痛明显，加五灵脂10g，蒲黄10g；带下多、色黄，加黄柏10g，苍术10g，椿皮15g。此外，输卵管阻塞不通的患者往往兼有气郁之证，于经前及排卵期乳房胀痛，情绪急躁，导致冲任失调，因此除化瘀通络除湿外，应加香附、郁金、合欢皮、路路通等疏肝、开郁、行气之品。同时，经期注意活血化瘀药物的应用，其可促进输卵管功能恢复，改善子宫内膜容受性和宫腔内环境，为后期卵泡发育和精卵结合奠定基础。对于输卵管阻塞性不孕症患者，需分期辨治，在经行期进行活血化瘀，促进血肿或包块的吸收；经间期和经后期以补肾温阳、活血通络为主，促进卵泡发育和顺利排卵；经前期注意疏肝行气、温肾活血，以助受精卵顺利着床。

输卵管阻塞性不孕症，多由于感染，导致输卵管阻塞、积水。如何消除炎症、疏通管腔、恢复输卵管功能，是治疗这类不孕症的关键所在。在治疗过程中，使用活血化瘀之品可不同程度地改善微循环，促进损伤灶内膜的再生和修复，有利于输卵管畅通和功能恢复。

治疗应根据患者临床症状、病史以及输卵管造影情况，综合判断。输卵管积水，尤其重度积水者，宜腹腔镜下输卵管伞端成形加中药治疗；输卵管间质部不通者，宜介入治疗，并中药口服结合输卵管通液等综合治疗；其他如输卵管通而不畅宜中药结合输卵管通液术治疗。笔者临床常以盆炎方加减治疗。通管常用穿山甲、水蛭、路路通、刘寄奴、皂角刺、丝瓜络、白芷、通草、灯心草、细辛、牛膝、泽兰等。伴有炎性包块时，可酌用三棱、莪术、夏枯草、鸡内金、牡蛎等软坚散结消肿之品。输卵管积水、积液、积脓者，加益母草、瞿麦、琥珀、苏木、白花蛇舌草、泽泻等。

药物治疗首先选择适应证，避免延误治疗，要个体化综合治疗。临证注意以下几个问题：

（1）输卵管通液术有效，但要在输卵管造影明确输卵管间质部梗阻或输卵管通而不畅情况下使用，否则有加重输卵管积水可能。

（2）重度积水者宜做腹腔镜下输卵管伞端成形术，输卵管间质部不通宜介入治疗，但手术仅仅解决解剖问题，并不能恢复输卵管功能，即输卵管通畅不等于输卵管功能正常，仍然需要改善输卵管纤毛、肌层的功能。

（3）中药治疗时注意酌加温通之品。

（4）需要检查输卵管的情况：①盆腔检查有阳性体征或有宫外孕病史者；②监测卵泡发育正常且排除男方因素者；③有子宫内膜异位症或卵巢囊肿，卵泡发育及排出正常者；④反复带下量多、腹痛、腰酸者；⑤既往盆腔或宫腔黏连者。

验案举例

王某，女，27岁，已婚，2022年12月23日初诊。

主诉：未避孕未孕1年余。

现病史：患者备孕一胎，近1年多未采取避孕措施，有正常性生活，未怀孕，LMP2022年12月7日，3天净，量、色可，无血块，经行左侧腹部坠胀疼痛。刻下症：带下量多，时有小腹隐痛，腰酸不适，纳可，眠差（梦多），二便调。舌质暗，苔白腻，脉弦涩。

月经孕产史：12岁初潮，5天/27天，G_1P_0，2021年3月曾异位妊娠行保守治疗。现未避孕。

体格检查：一般情况好，神清，精神可。舌质暗，苔白腻，脉弦涩。外阴、阴道潮红，可见黄色脓性分泌物，量多；宫颈小，无宫颈摇举痛；子宫前位，质中，活动欠佳，有压痛；左侧附件区可触及囊性包块，有压痛。

辅助检查：妇科超声检查示内膜厚约7mm，左侧附件区混合性包块（30mm×28mm）。

西医诊断：输卵管阻塞性不孕症。

中医诊断：断绪，湿瘀互结证。

治法：祛湿活血，化瘀止痛。

处方：黄芪15g，桂枝10g，牡丹皮15g，醋五灵脂10g，黄柏15g，茯苓20g，薏苡仁15g，川牛膝15g，败酱草15g，白芍15g，生蒲黄10g，炒苍术15g，椿皮10g，连翘10g，炒桃仁10g。10剂，平时服。

当归10g，川芎10g，生地黄12g，桃仁6g，枳壳10g，桔梗10g，金银花6g，败酱草15g，鸡血藤15g，川牛膝15g。3剂，经期服。

辨治思路：患者为育龄期女性，曾异位妊娠保守治疗，未避孕未孕1年有余，伴有阴道分泌物增多，时有小腹隐痛、腰酸不适等症状，结合舌脉，诊断为断绪，辨证为湿瘀互结证。现患者不孕原因未明确，且有异位妊娠病史，先明确原因后，再行调经受孕。考虑目前情况，治当祛湿活血，化瘀止痛，选用盆炎方。另经期给予血府逐瘀汤加减以活血化瘀，理气止痛，助经血排出，又利湿止痛。

二诊：2023年1月13日。LMP2023年1月2日，7天净，量、色可，第一天轻微痛经。患者近期食欲不振，舌质暗，苔白腻，体胖大，脉细滑。子宫输卵管造影提示双侧输卵管近段不通（考虑梗阻）。

上方去黄柏、连翘、白芍、苍术、椿皮，加路路通10g，赤芍15g，麦芽20g，鸡内金20g。10剂，平时服。

辨治思路：患者经来腹痛明显减轻，平素小腹隐痛基本消失，结合舌脉，仍有湿瘀之证，继续巩固治疗。湿邪、瘀血是输卵管阻塞性疾病贯穿始终的病理因素，因此采用活血化瘀、健脾除湿之法，仍以盆炎方加减。考虑诸症悉减，患者以虚、瘀为本，减黄柏、连翘、白芍、苍术、椿皮，加路路通、赤芍、麦芽、鸡内金，以通经活络，健脾益胃。

患者其后连续2个月监测卵泡，大小及质量正常，于2023年4月11日行子宫输卵管造影及选择性输卵管再造术，术中造影见双侧输卵管近段通畅，双侧伞端-盆腔轻度粘连。术后每月均以盆炎方配合炮山甲活血通管治疗，并于2023年6月开始口服叶酸片（0.4mg/d）。2023年7月22日行子宫输卵管通液术，提示双侧输卵管通畅，术中超声引导，子宫直肠陷窝见积液增多。患者于2023年2月开始系统治疗，完成5个周期系统治疗，经过综合评估，于2023年8月开始备孕。

三诊：2023年8月30日。LMP2023年8月16日，5天净，量同上月，色可，有少量血块。舌质暗，尖红，苔薄黄，体胖大，右寸脉浮滑。妇科超声检查示内膜厚约9mm，右侧卵巢内可见一无回声（优势卵泡22mm×17mm）。$E_2$328.00pg/mL，LH47.98mIU/mL。

处方：桃仁10g，木香6g，醋香附10g，益母草15g，莪术10g，红花6g，醋三棱10g，王不留行10g，炮山甲3g。1剂，温服。

太子参10g，黄芪10g，山药10g，菟丝子10g，莲子10g，砂仁6g，黄柏6g，炒白术10g，桑寄生15g，续断10g，黄芩10g，鸡内金10g。10剂，排卵后服。

辨治思路：患者正值卵泡发育成熟期，此期属于机体重阴转阳时期，阴精化生阳气，冲任气血旺盛，出现氤氲之候，治宜活血、通络、促排，予自拟促排卵汤联合炮山甲行气活血，化瘀通络，有利于成熟卵泡的排出。方中木香、醋香附疏肝行气调经，有助于卵泡排出；桃仁、益母草、红花活血祛瘀，和血调经，使瘀结消散，气血得以畅行；莪术、醋三棱破血行气，以除新旧之瘀血；因患者有输卵管不通病史，故加炮山甲、王不留行。《医学衷中参西录》云："穿山甲，味淡性平，气腥而窜，其走窜之性，无微不至，故能宣通脏腑，贯彻经络，透达关窍，凡血凝血聚为病，皆能开之。"炮山甲可补益气血，促进血液循环，调节女性内分泌。王不留行善行而不住，走而不守，走血分而善于通利血脉。二药合用，以助疏通输卵管。全方能够调畅气机，畅通气血，促使卵巢正常排卵。

动态监测卵泡发育，待卵泡排出后，予自拟着床方联合地屈孕酮片促进受精卵着床以辅助受孕。着床方是以寿胎丸加减化裁而成。对于有生育要求的女性，此期正处于阳气渐长时期，冲任、胞宫气血满盈，应当补肾健脾，养血安胎。方中菟丝子、桑寄生、续断相伍，平补阴阳，滋肾填精，肾气足则胎有所系。黄芪、太子参、白术、山药、砂仁相伍，健益脾气，化痰祛湿。黄芩、黄柏清热燥湿，使上下表里湿邪俱除，以调经助孕。炒鸡内金健脾，莲子补脾益肾，安胎元。全方共奏健脾益肾、助卵养膜之效。

四诊：2023年9月22日。LMP2023年9月15日，7天净，量较上月稍少，色可，有小血块。患者现两侧小腹刺痛，腹胀，腰酸。舌质暗，尖红，苔薄黄，体胖大，右寸脉浮滑。监测卵泡：2023年9月27日子宫内膜厚约11.4mm，左侧卵巢内可见一无回声区（优势卵泡20mm×13mm）；2023年9月28日子宫内膜厚约12mm，左侧卵巢内无回声区消失。

处方：制吴茱萸100g，大青盐200g，丁香50g。5剂，下腹部热敷。

辨治思路：中药热敷是一项成熟的理疗技术，将中药热敷于病变部位，通过温热刺激促使药物直达病灶，进而达到治疗疾病的目的。患者现处于备孕期，双侧小腹刺痛，腹胀，腰酸，结合既往输卵管阻塞病史，选择吴茱萸、大青盐、丁香等热敷于小腹部，每次15~20分钟。三药合用，可疏通经络，散寒止痛，有助于炎症消散，减轻症状，同时促进输卵管通畅，以助受孕。

五诊：2023年11月8日。患者现孕55天，自觉左侧小腹部不适，无腰酸及阴道出血。LMP2023年9月15日，舌质暗，尖红，苔黄腻，体胖大，脉细滑，尺脉弱。妇科超声示宫内早孕，胚胎存活（33mm×20mm），宫腔少量积液。

辨治思路：患者经过连续治疗，已成功受孕，结合患者超声检查，患者此次妊娠可确定宫内妊娠，考虑患者有不良孕产史，动态检测激素及CA125等，孕10周时各项指标无异常。

按语：患者有宫外孕病史、妇科彩超可见附件区包块，结合妇科检查，初步诊断为输卵管阻塞性不孕症，中医诊断为断绪。中医学认为，输卵管阻塞性不孕症可能由于月经期、产后等因湿热毒邪入侵，客于胞宫，湿热瘀结而形成血瘀，造成胞脉闭塞不通，精卵无法交融导致，并认为气滞血瘀、湿热凝聚为其主要病机。结合患者舌脉及症状，可辨证为湿瘀互结证，故治疗以祛湿活血、化瘀止痛为主，首诊以盆炎方加减治疗。方中黄芪益气健脾以扶正祛湿；薏苡仁消肿利湿排毒；败酱草消肿解毒祛瘀；连翘清热解毒散结；桂枝善温通经脉；桃仁乃化瘀消癥之要药；茯苓祛痰利水，使水去痰行；白芍、牡丹皮、椿皮清热凉血化瘀；黄柏、苍术取二妙散之意，燥湿止带；生蒲黄活血化瘀；川牛膝利湿活血；五灵脂散瘀止痛。诸药合用，活血消癥之力益彰，且兼顾新血不生及瘀久积热之病理，共奏清热利湿、活血化瘀、通络止痛之效。经期予血府逐瘀汤加减治疗以祛瘀。方中当归养血活血，祛瘀生新。川芎乃血中气药，可活血化瘀。生地黄、金银花清热凉血祛瘀；桃仁破血行滞而润燥；枳壳畅通胸中气滞，桔梗宣肺理气，二者一升一降，使胸中之气畅通，气行则血行；败酱草祛瘀消肿止痛；鸡血藤养血活血调经；川牛膝祛瘀通经，引血下行。随后在患者试孕期间，关注患者卵泡发育及排卵情况，结合调畅气机、化瘀通络的药物，以促进卵泡正常排出。

  对输卵管阻塞性不孕症要重视中西医结合治疗，如中西医联合诱导排卵，输卵管通液术、宫腹腔镜疏通输卵管联合中药治疗等。输卵管通液术是临床治疗输卵管阻塞性不孕症的常用方法，其主要利用流体静压直接将阻塞输卵管的黏液栓子、细胞碎屑等清除，保持输卵管通畅。单纯使用输卵管通液术容易出现输卵管通畅后再粘连，中药配合输卵管通液术能够更好地改善输卵管局部微循环，软化局部病灶组织，促进炎症吸收和粘连松解，提高输卵管再通效果，提高输卵管阻塞性不孕症患者的卵细胞质量和临床妊娠率。

第二十八节　子宫肌瘤

子宫肌瘤是女性生殖系统最常见的良性肿瘤，临床大多无明显症状，仅在体检时发现。其症状与子宫肌瘤的位置、大小及有无变性等有关，常见的症状为经量增多和经期延长、下腹部包块、白带增多、压迫症状及不孕等。其生长主要依赖雌孕激素，但发病机制尚不完全明确。关于子宫肌瘤的治疗，西医根据患者年龄、临床表现和有无孕求及肌瘤大小、位置等综合考虑，制定个体化治疗方案。对于有症状、不宜手术或围绝经期患者，可考虑药物治疗，常用促性腺激素释放激素激动剂、拮抗剂及孕激素调节剂等；对于继发性贫血、肌瘤体积过大、有疼痛或压迫症状、影响妊娠或可能恶变者，考虑手术治疗；对于有生育计划的患者，应根据检查评估后确定治疗方案，并辅助受孕。

中医学根据其临床表现，归属"癥瘕"范畴。

癥瘕的发生，《灵枢·水胀》云："石瘕生于胞中，寒气客于子门，子门闭塞，气血不通，恶血当泻不泻，衃以留止，日以益大，状如怀子。"《妇科玉尺》云："积聚瘕者，本男女皆有之病。而妇人患此，大约皆由胞胎生产，月水往来，血脉精气不调，及饮食不节，脾胃亏损，邪正相侵，积于腹中之所生。"由此可见，癥瘕的发生主要是由于素体正气不足，经期产后感受风寒湿热之邪，或情志不调、房劳所伤、饮食失宜，导致脏腑功能失常，气机阻滞、瘀血、痰饮、湿浊凝结于胞中所致。

临床癥多而瘕少。在气分的瘕，以气滞为多，治疗常以香棱丸加减，患者调畅情志，有助于治疗。癥多以血瘀为主，但血瘀仅仅是病理产物、是结果，原因可能由于气滞、气虚、痰湿、肾虚、阳虚等，临床治疗一定要谨守病机，辨证求因，方能收效。如妇女下腹部结块，触之有形，疼痛，固定难移，或经行不畅，经色暗，有血块，胸胁乳房胀痛；或带下量多，色白质稠，月经后期，形体肥胖，胸脘痞满，痰多；或经行腹痛，腰酸膝软，头晕耳鸣，婚久不孕，或反复流产；或经行下腹冷痛、绞痛，得温痛减，平素畏寒肢冷。舌质紫暗，有瘀斑瘀点，脉弦涩，或舌体胖大，紫暗，苔白厚腻，脉弦滑；或舌暗，脉弦细；或舌暗，体胖大，苔水滑，脉沉滑或沉细。

就子宫肌瘤而言，《灵枢·百病始生》曰："积之始生，得寒乃生。"指出了积聚、癥瘕等疾病的发生与寒邪、与阳气不足有重要关系。《素问·阴阳应象大论》曰："阳化气，阴成形。"因此，笔者认为阳气不足或感受外界寒邪，"阳不足"，不能化生为无形之"气"，而瘀血、痰湿等"阴成形"之病理产物内生，聚结冲任胞宫，致癥瘕产生。而其中的湿热、热毒、瘀毒等多是阴成形之后，阻碍经络而形成，为标。治疗时祛其胶着的湿、热、毒为治标。固其阳气，助其气化，使气有能力化阴，使成形之物得以消化，或改善内环境，防止有形湿瘀等复发，使阴阳和谐，化生有序状态，才是治疗的根本。

笔者常以桂枝茯苓丸祛血中瘀滞，助瘀血消散，并以麻黄开上焦手太阴肺之腠理，附子通足少阴肾之寒闭，干姜温化足太阴脾之寒湿，加柴胡、枳实及芍药取四逆散之意，以畅达厥阴，助由阴转阳。气滞血瘀者，加木香10g，郁金15g，青皮9g，延胡索10g，或合香棱丸；痰湿瘀结者，加苍术10g，半夏10g，陈皮15g，香附15g，或合苍附导痰丸；肾虚血瘀者，加巴戟天10g，熟地黄15g，杜仲20g，当归15g，或合益肾调经汤。瘀久化热者，临床表现为下腹包块，热痛起伏，触之痛剧，痛连腰骶，经行量多，经期延长，带下量多，色黄如脓，身热口渴，心烦不宁，大便秘结，小便黄赤，舌暗红，有瘀斑，苔黄，脉弦滑数者，证属湿热瘀阻，治以清热利湿，化瘀消癥，宜合大黄牡丹汤治疗。

对于子宫肌瘤，预防也非常重要，平时注意以下事项：

（1）注意月经期、产褥期的保暖、休息以及个人卫生，避免风寒侵袭，避免经期以及产后过早性生活。

（2）注意做好避孕措施，尽量避免或减少人工流产次数。

（3）饮食要合理搭配，经期宜清淡、易消化，忌食辛辣生冷酸涩食物。

（4）保持心情舒畅，可以交流、倾诉，放松心情，及时排解不良情绪。

（5）要注意外阴清洁，预防和减少阴道炎症的发生。

有关子宫肌瘤患者是否适宜妊娠的问题，笔者认为，对于无症状、肌壁间肌瘤或直径小于5cm的浆膜下肌瘤，宫腔形态正常者，可以考虑试孕，不必纠结手术。

验案举例

李某，女，32岁，已婚，2022年1月19日初诊。

主诉：超声检查发现子宫肌瘤半年，生化检验妊娠11天。

现病史：患者半年前于外院体检发现子宫肌瘤，2022年1月8日检验生化妊娠，阴道出血8天，量色同月经，可见血块。既往月经规律，5天/28天，平素自觉经时小腹坠痛伴腰酸，遇热减轻，偶有经前乳房胀痛。刻下症：自觉乏力明显，面色黧黑，皮肤粗糙，纳可，眠一般，大便偶有秘结，小便色可。

月经孕产史：14岁初潮，5天/28天，$G_1P_0A_1$，2022年1月8日生化检验妊娠。

体格检查：一般情况好，神清，精神差。舌质红，见齿痕，苔薄白，脉沉细。子宫后位，质中，增大，形态欠规则，活动欠佳，压痛阳性，双侧附件未触及异常。辅助检查：妇科彩超示：

宫腔前壁可见一低回声区，大小约53mm×51mm（考虑子宫肌瘤）。

西医诊断：子宫肌瘤。

中医诊断：癥瘕，阳虚血瘀证。

治法：温阳化气，活血消癥。

处方：桂枝10g，茯苓30g，桃仁10g，白芍15g，牡丹皮15g，干姜6g，麻黄6g，附子6g，北柴胡10g，枳实10g，土鳖虫15g，鸡内金20g，薏苡仁20g，败酱草15g，川牛膝15g，赤芍10g。10剂，平时服。

当归10g，川芎6g，赤芍10g，桃仁10g，红花10g，乌药10g，小茴香6g，延胡索10g，炮姜6g，蒲黄6g，川牛膝10g，牡丹皮10g，败酱草15g，瞿麦10g。5剂，经期服。

建议孕前检查，嘱避孕，测基础体温，下次月经第2～5天查生殖激素及AMH。

辨治思路：患者刚经历生化妊娠，加之面色黧黑，皮肤粗糙，阴道出血可见血块，结合脉沉细，经期小腹坠痛伴腰酸，遇热减轻，考虑是由于阳虚寒凝所致瘀血内阻，瘀血阻滞下焦胞脉，久而为癥瘕。阳气不足，精血津液等阴精物质运化乏力，而致瘀血、痰饮、水湿瘀滞下焦，导致患者经期下腹疼痛、面色黧黑、皮肤粗糙。瘀血、痰饮、水湿"阴"形太过，阻滞胞宫，日久化热，湿瘀互结，痰毒凝聚，形成癥瘕。根据患者阳虚血瘀之本质，给予癥瘕活血方加减以温阳化气、活血消癥，并结合经期予桃红四物汤加减以温经活血、化瘀止痛。

二诊：2022年2月9日。LMP2022年2月7日，量、色可，无不适。舌质红，见齿痕，苔薄白，脉沉细。BBT呈双相，LH3.28mIU/mL，FSH6.57mU/mL，P 0.10ng/mL，AMH2.42ng/mL。

一诊平时方去麻黄、枳实、薏苡仁、败酱草、川牛膝，加当归15g，醋香附15g，炒苦杏仁10g，醋鳖甲15g，泽泻10g，10剂，每日1剂。另加逍遥丸（平时服）。嘱经期守一诊经期方继服。

辨治思路：患者舌质红，见齿痕，苔薄白，脉沉细，说明患者仍有气滞湿瘀。当归主血分之病，辛甘性温，有补血、活血、调经之效。香附有"气病之总司，女科之主帅"之称，走气分，为行气止痛之要药。二者配伍，一气一血，气血并治，可增强理气活血调经之功。杏仁味苦而下气，泽泻"主肾虚精自出，治五淋，利膀胱热，宜通水"，二药合用，降气行水，使湿气顺势而去。醋鳖甲有滋阴潜阳功效，且善治经闭癥瘕。此外，于月经后半周期予逍遥丸以疏肝理气，经期方不变。

3月、4月按二诊方案继续治疗，彩超检查示子宫多发肌瘤（较大者49mm×40mm）。

五诊：2022年5月6日。LMP 2022年5月6日，现为经行第1天，舌质暗，有瘀点，苔薄白，脉沉细。要求试孕。

（1）监测卵泡。

（2）地屈孕酮片，每次10mg，每日2次。排卵后服。

（3）黄芪10g，太子参10g，炒白术10g，山药10g，苏梗10g，桑寄生15g，续断10g，白扁豆10g，黄芩10g，莲子10g，菊花10g，砂仁6g，鸡内金10g。10剂，排卵后服。

辨治思路：患者已连续治疗4个月经周期，复查彩超子宫肌瘤体积变小，要求试孕，本周期动态监测卵泡，待卵泡排出指导患者同房，并予益气健脾补肾之品结合地屈孕酮片助精卵结合着床。方中黄芪、太子参、白术、山药、白扁豆、砂仁健脾理气，燥湿化痰；桑寄生、续断平补阴阳，滋肾填精；黄芩、菊花、苏梗清热燥湿，同时补气固表；莲子清心安神；鸡内金补脾健胃。全方健脾益肾，使子宫内膜呈分泌期改变，改善子宫血液循环，以助孕卵着床。

六诊：2022年6月3日。小腹微胀，余无不适。LMP 2022年

5月6日，6天净，量、色可，无血块，无痛经。舌质暗，有瘀点，苔薄白，脉沉细略滑。β-hCG 232.24mIU/mL，P 27.50ng/mL，E_2 224.00pg/mL。

处方：黄芪20g，太子参15g，炒白术20g，黄芩10g，盐杜仲30g，桑寄生20g，陈皮15g，砂仁12g，金银花20g，炒白芍20g，菟丝子30g，苏梗15g，续断30g。5剂，温服。

辨治思路：患者已怀孕，上方去山药、白扁豆、菊花、鸡内金，加盐杜仲30g，盐菟丝子30g，陈皮15g，金银花20g，炒白芍20g。杜仲、菟丝子盐制有温补之效，可固冲安胎，陈皮理气和中，金银花清热，白芍养血敛阴。联合地屈孕酮片以助胚胎发育。

患者中药保胎治疗至孕11周加5天，彩超检查提示胎儿顶臀径3.68cm，羊水3.5cm，子宫多发肌瘤（较大者49mm×40mm），后随访足月剖娩一男婴，体健。

按语： 患者发现子宫肌瘤，结合患者舌脉及症状，考虑阳虚血瘀证，治疗以温阳化气、活血消癥为主，用癥瘕活血方加减。

癥瘕活血方（桂枝6g，茯苓20g，桃仁10g，赤芍10g，牡丹皮10g，干姜3g，麻黄6g，附子3g，醋北柴胡6g，麸炒枳实6g，白芍15g）是由桂枝茯苓丸加减化裁而成。桂枝茯苓丸出自《金匮要略·妇人妊娠病脉证并治第二十》，原文云："妇人宿有癥病，经断未及三月，而得漏下不止，胎动在脐上者，为癥痼害。……所以血不止者，其癥不去故也，当下其癥，桂枝茯苓丸主之。"其主要功效为活血、化瘀、消癥。现代研究表明，桂枝茯苓丸治疗子宫肌瘤临床效果确切，能稳定患者的雌激素分泌，抑制瘤体生长，促使子宫体积缩小等。

子宫肌瘤要注重经期治疗，经期予温经活血止痛药为佳，以排陈旧性瘀血，缩小病灶。常用桃红四物汤加减。此外，根据女性多气多郁的特点，在月经后半周期即经前期，此阶段为阳长阶段，可予疏肝理气之剂，以助月经正常来潮。

第二十九节　子宫内膜息肉

子宫内膜息肉是一种局部子宫内膜腺体和间质过度生长，被覆上皮并突出于周围子宫内膜的良性增生性病变。主要症状可表现为经间期出血、月经过多、经期延长或不规则出血等，育龄期女性则有不孕及妊娠失败的可能，少部分患者有腹痛、阴道流液等。临床诊断以症状、妇科检查及超声检查为主，以病理学诊断为确诊标准。患者有生育要求者，以改善症状、保护内膜、促进生育及预防复发为治疗原则；无生育要求者以去除病灶、改善症状、减少复发、预防恶变为治疗原则。治疗包括期待治疗、药物治疗及手术治疗等。药物治疗以曼月乐、孕激素以诱发细胞凋亡引起腺体细胞数量减少，或口服避孕药以对抗子宫内膜局部雌激素，使子宫内膜萎缩并周期性剥脱，抑制息肉增长等。

中医学认为本病属于"癥瘕""月经量多""崩漏""不孕"等范畴。其具体病机，还需从女性的生理特点出发。如《灵枢·五音五味》云："妇人之生，有余于气，不足于血，以其数脱血也。"女性由于经、带、胎、产等生理特点耗血较多，机体多处于气相对偏盛而血不足的特点。气有余则肝气郁滞，加之被月经周期延长、不规则阴道出血、下腹疼痛甚至不孕等因素所困，加重肝气不疏之证，气郁结不散而为癥瘕，发为本病。《灵枢·百病始生》云："凝血蕴里而不散，津液涩渗，著而不去，而积皆成矣。"认为痰湿、瘀血为其主要病理要素。子宫内膜息肉病在下焦女子胞，女子以肝为先天，肝郁气滞，则气血失和，加之痰湿、瘀血等病理要素结滞胞宫，凝滞成癥，旧血不去，新血不得归经，则经血淋沥。

对于本病调畅气血为治疗的核心。根据患者经期与非经期的生理特点，应分期论治，不同时期各有侧重，从而达到标本兼治的目的。非经期以疏肝理气活血为主，用逍遥散合失笑散加减。兼有痰湿加苍术、代代花、薏苡仁、白扁豆等；兼有热邪加生地黄、黄芩等。经期宜以消癥化瘀、祛瘀生新为主，用《金匮要略》下瘀血汤（大黄、桃仁、䗪虫），或以桃红四物汤、血府逐瘀汤等酌加平缓之剂代之，加鸡内金、鳖甲等加强消癥瘕之力。同时，遵循"大积大聚，其可犯也，衰其大半而止"的原则，不可一味峻攻猛伐而损伤元气。

近些年，越来越多临床实践及学术研究证明，中医药治疗该病，可有效缩减子宫内膜息肉，缓解临床症状，同时对预防术后复发有着较好的疗效。

验案举例

张某，女，26岁，已婚，2022年6月14日初诊。

主诉：超声检查发现子宫内膜息肉4天。

现病史：既往月经基本规律，5天/（30~35）天，近1年因工作原因经常熬夜，情绪易急躁，平素易感乏力，近3个月月经前1周阴道分泌少量红褐色分泌物。LMP2022年5月31日，5天净，量可，色稍暗，有血块，经前1周红褐色分泌物，伴有腰酸，乳房胀痛。刻下症：面色口唇偏暗，情绪急躁，纳可，眠一般，二便调。

月经孕产史：13岁初潮，5天/（30~35）天，G_0。现工具避孕，暂无怀孕要求。

体格检查：一般情况好，神清，精神可。舌质暗，舌尖红，苔白腻，脉弦滑。

辅助检查：超声检查示子宫内膜厚8mm，回声不均，宫腔内可见模糊略高回声（10mm×9mm，考虑子宫内膜息肉），双侧卵巢囊肿（大小36mm×26mm、25mm×23mm）。

西医诊断：①子宫内膜息肉？②异常子宫出血。

中医诊断：癥瘕，气滞血瘀证。

治法：疏肝活血，化瘀消癥。

处方：当归15g，白芍20g，北柴胡10g，茯苓20g，白术20g，砂仁10g，鸡内金20g，薄荷6g（后下），麦芽20g，山药20g，牡丹皮15g，栀子10g，续断20g，盐杜仲20g。7剂，平时服。

生地黄6g，桃仁5g，川牛膝10g，枳壳6g，川芎6g，北柴胡5g，赤芍5g，当归6g，醋香附5g，鸡血藤5g，姜黄10g，桔梗6g，益母草5g。5剂，经期服。

地屈孕酮片，每次10mg，每日2次，后半周期服用。

辨治思路：患者为育龄期女性，因工作原因长期熬夜，阴血耗伤，肝经气血循行失常，肝失疏泄，局部气血运行障碍，故患者面色口唇偏暗，易感烦躁、疲乏，结合患者的其他症状及舌脉，可辨证为气滞血瘀，治当疏肝活血，化瘀消癥，故平时予逍遥散加减治疗，经期予血府逐瘀汤加减治疗。月经后半周期给予地屈孕酮，使子宫内膜呈分泌期改变，以达到抑制子宫内膜过度增生所致月经量多、异常子宫出血及息肉形成的目的。

2022年7月5日、2022年8月2日、2022年8月30日分别用药后无明显不适，一诊方案有效，按一诊方案继续治疗。月经分别于2022年6月29日，3天净，经前褐色分泌物持续4天；2022年7月27日，4天净，无经前褐色分泌物；2022年8月23日，4天净，无经前褐色分泌物。

五诊：2022年9月30日。患者治疗3个月经周期，LMP2022年9月24日，4天净，量较上月无异常，有血块，余无不适。彩超检查示子宫内膜5.1mm，子宫内膜回声不均，宫腔内有模糊略高回声区（6mm×3.4mm，子宫内膜息肉），双侧附件区无异常。舌质淡暗，体胖大，舌尖红，有齿痕，苔白腻，脉细滑，双关弦。

一诊平时服用方去薄荷、山药、牡丹皮、栀子、续断、盐杜仲，加苍术15g，生地黄15g，代代花10g，盐车前子10g，7剂，每日1剂。

另嘱避孕，忌辛辣、刺激、海鲜等发物。

辨治思路：患者月经逐渐规律，且经前褐色分泌物消失，情绪急躁缓解，经前腰酸、乳胀消失。舌质淡暗，体胖大，有齿痕，舌尖红，苔白腻，脉细滑，双关弦，为湿热之象。《神农本草经》言："苍术苦辛气烈，能上行，除上湿，发汗功大。"《玉楸药解》谓苍术"入足太阴脾、足阳明胃经，燥土利水，泻饮消痰，行瘀郁去满，化癖除癥"。苍术善行，除湿功著。《雷公炮制药性解》谓生地黄"总是凉血之剂，故入四经以清诸热……实脾药中用二三分，使脾家永不受邪"，可知生地黄既可清热又可护脾，故加生地黄。代代花可疏肝、和胃、理气，治胸中痞闷，脘腹胀痛，呕吐、少食。车前子主气癃，止痛，利水道小便，除湿痹，可引药下行，使邪有出处。

患者治疗有效，于10月、11月口服中药，停用地屈孕酮片。

八诊：2022年12月20日。LMP2022年12月13日，5天净，量、色可，轻微痛经（隐痛），有少量血块。舌质淡暗，体胖大，有齿痕，苔白腻，舌尖红，舌下络脉迂曲，脉细滑，双关弦。彩超检查示子宫内膜厚5.4mm，宫腔内有模糊略高回声区（5mm×3mm，不排除子宫内膜息肉样变可能）。

停用中药，经后1周口服逍遥丸10天，另嘱睡前揉搓或点按神门、三阴交，热水泡脚，巩固治疗。

辨治思路：妇科病的调整以3个月经周期为一个疗程，患者已连续治疗两个疗程，临床症状已去大半，彩超检查宫腔内模糊略高回声区逐渐减小，结合患者舌脉，平时予中成药逍遥丸以疏肝理气、解郁调经，睡前揉搓或点按神门、三阴交，热水泡脚，以达解郁、安神之效。

按语： 中医认为，晚上11点至凌晨3点为肝经当令的时间，此时肝经运行最为旺盛，患者常于此阶段熬夜，久则气血不畅，肝气郁滞，故常情绪急躁易怒，面色口唇偏暗，且经前可见褐色分泌物，患者彩超检查发现子宫内膜息肉。故平时给予疏肝解郁之名方逍遥散加减治疗。逍遥散出自宋代《太平惠民和剂局方·治妇人诸疾》，为疏调兼顾、气血并治之方，具有疏肝解郁、养血健脾之效，临床可用于治疗肝郁血虚脾弱之证。本案方中柴胡疏肝解郁，有开枢清热之功；当归、白芍柔肝、养血、敛阴；茯苓、白术健脾和中，与归、芍相配，调和气血；薄荷辛凉，助柴胡增强疏解之力；砂仁、鸡内金、麦芽、山药健脾和胃化湿；牡丹皮、栀子凉血活血，使活血不留瘀；续断、杜仲入肝肾经，补益肝肾，通利血脉。全方共奏疏肝解郁、养血健脾、活血调经之效。

癥瘕的形成，临床多与气滞血瘀结聚相关，而瘀不去则新不生，不破不立，故患者经前有褐色分泌物，经期月经颜色暗，有血块。对于女性而言，瘀血的祛除于经期治疗则有事半功倍之效，故给予患者血府逐瘀汤加减治疗。血府逐瘀汤出自清代《医林改错》，为理血剂，由桃红四物汤合四逆散化裁，具有活血祛瘀、行气止痛之效，临床可用于治疗气滞血瘀之证。本方既有桃红四物汤中桃仁、生地黄、赤芍、当归、川芎之祛瘀，又有四逆散柴胡、赤芍、枳壳之行气，加之桔梗载药上行，桔梗、枳壳相配伍，使气机一升一降，牛膝使瘀血下行，邪有出路。本案另加香附增强疏肝行气之效，鸡血藤、益母草活血补血，使经脉流利。姜黄善调理月经，有破血、行气、通络、止痛之效。全方共奏活血祛瘀、养血调经、行气止痛之效，使瘀血祛除，胞宫清净。患者经过两个疗程治疗，症状大减，彩超检查息肉较前明显缩小，后期予逍遥丸以巩固治疗。

第三十节　子宫内膜异位症

子宫内膜异位症（内异症）指有活性的内膜细胞，因经血逆流等原因出现在子宫体以外的部位而形成的一种常见妇科疾病。这些"离家"的内膜，受激素的影响，出现周期性出血，逐渐形成异位结节、异位病灶。临床最常出现的是痛经、巧克力囊肿、切口处异位灶等。

根据临床表现，中医学将其归属于"妇人腹痛""痛经""癥瘕""血瘕""月经不调""不孕症"等范畴。笔者认为，内异症患者异位内膜的周期性出血即为"离经之血"，而瘀血贯穿疾病的始终。此血及脱落之内膜不能及时排出体外或吸收化解，即成蓄血或瘀血，久停必成癥瘕，且以血瘕为主。瘀血一旦凝于胞宫、留于胞脉，累及他脏，或导致气血不畅，不通则痛，而成痛经；瘀血不化，癥瘕不消，日久瘀阻愈甚，癥块弥久愈坚，导致痛经加重；或瘀血阻滞冲任，冲任不能相资，两精不能结合而致不孕；瘀血阻滞胞络，精血不能按时溢泻，月经失调。

本病以血瘀为关键，病情缠绵，虚实错杂。常见的临床证型有气滞血瘀、寒凝血瘀、热郁血瘀、湿热血瘀、痰湿血瘀、气虚血瘀、肾虚血瘀等，临床可根据四诊资料综合辨证。

个人在治疗本病时有以下考虑：

（1）治疗应谨守"血瘀"基本病机，以活血化瘀为立法之要。常选用桃仁、川芎、当归、益母草活血化瘀；气能行血，瘀久成癥，以川芎、木香、枳实、柴胡理气行滞；寒凝血脉，以肉桂、附子、小茴香温经散寒；湿聚成癥，以瞿麦、冬瓜皮、车前子利尿通淋，破血通经。

（2）分非经期和经期两个阶段治疗。非经期冲任气血消长转化较为平和，故以扶正为主。临证时，笔者将子宫内膜异位症分为寒热二证，寒即肾阳不足、阳不足以化气，以桂枝茯苓丸加蜜麻黄、附子、干姜、柴胡、枳实等；热即肝经郁热，甚至热盛为毒，以桂枝茯苓丸加土茯苓、土贝母、土鳖虫、虎杖、鬼箭羽等加减治疗。子宫内膜异位症患者以痛为主症，尤其是痛经，行经期也是排除瘀滞、防止内膜种植的最佳时期，此时冲任气血变化急骤，治当因势利导，化瘀止痛，使经血通畅，偏寒者常用少腹逐瘀汤、温经汤加减，偏热者常用血府逐瘀汤加减。注意经期不可太过使用滋腻之品，以防瘀血留滞，同时注意不可大剂量使用破血逐瘀之品，以防耗伤气血。临床上除用中药口服以化瘀散结止痛外，亦可结合耳针、灌肠及灸疗等中医特色疗法协同治疗。

临床发现，一些年轻女性因确诊为内异症，常表现出与慢性疼痛相关的睡眠障碍，如入睡困难、焦虑等，因此，采用一定的心理干预措施是有必要的，如认知行为疗法、放松训练、情绪调节、疼痛管理、睡眠指导等，以多维、个性化的辅助治疗方式缓解内异症患者的疼痛症状及睡眠障碍。

验案举例

朱某，女，21岁，未婚，2021年11月26日初诊。

主诉：左下腹间断疼痛2个月。

现病史：既往月经规律，6天/26天，近2个月左下腹间断疼痛，多表现为坠胀痛，于经期进行性加重，有时会放射至大腿内侧。LMP2021年11月17日，6天净，经量较前稍多，色可，夹血块，痛经（服布洛芬缓释胶囊后不缓解）。白带量、色可。刻下症：左下腹疼痛，易急躁，纳可，眠差，易醒，二便调，舌暗红，苔薄白，舌下络脉迂曲，脉弦滑。

月经孕产史：12岁初潮，6天/26天。否认性生活史。

体格检查：一般情况好，神清，精神可。舌暗红，苔薄白，舌下络脉迂曲，脉弦滑。

辅助检查：彩超检查示子宫内膜厚约10mm，左侧附件区囊实性包块（52mm×40mm），考虑巧克力囊肿。CEA 0.54ng/mL，AFP0.86ng/mL，CA199 16.94U/mL，CA125 37.50U/mL。

西医诊断：①子宫内膜异位症；②巧克力囊肿。

中医诊断：血瘕，气滞湿瘀证。

治法：活血化瘀，行气止痛。

处方：桂枝10g，茯苓20g，炒桃仁10g，牡丹皮15g，干姜6g，北柴胡10g，炒枳实10g，炒白芍30g，醋鳖甲15g，鸡内金20g，泽泻10g，昆布20g，当归15g，川芎10g，炒山药20g，陈皮15g。7剂，温服。

另嘱患者禁止剧烈运动。

辨治思路：患者近2个月左下腹间断疼痛，以坠胀痛为主，经期月经夹血块，伴痛经，患者平素急躁，左侧附件区有囊实性包块，说明气滞、血瘀、痰湿积聚日久，结合舌脉，辨为气滞湿瘀之证。治疗当以活血化瘀、行气止痛为主，予桂枝茯苓丸合血府逐瘀汤加减治疗。

二诊：2021年12月7日。患者服药后腹痛减轻，左侧腹股沟处有压迫感，纳可，眠差、易醒较前明显改善，舌暗红，苔薄白略滑，舌下络脉稍迂曲，脉右弦滑，左沉细。

处方：桂枝10g，茯苓20g，炒桃仁10g，牡丹皮15g，干姜6g，北柴胡10g，炒枳实10g，炒白芍30g，鳖甲15g，鸡内金20g，当归15g，川芎10g，陈皮15g，苦杏仁10g。7剂，经后服。

桃仁10g，红花6g，川芎6g，当归10g，熟地黄10g，白芍10g，川牛膝20g，木香6g，益母草15g，柏子仁20g，瞿麦10g，冬瓜皮15g，北柴胡6g，枳实12g，车前子15g（包煎），6剂，经期服。

辨治思路：患者症状均有所改善，但左侧腹股沟处压迫感明显，按照一诊方去山药，加炒苦杏仁10g。苦杏仁味苦而下气，炒制后又长于温经散寒，同时引药下行，使药达病所。诸多医家认为血瘕病在血分，病位在肝，病机为恶血留络所致，故经期予桃红四物汤加减治疗。

2022年2月2日、2022年3月15日分别就诊，治法均按二诊方案。

五诊：2022年4月20日。服药后经行症状均消失。LMP2022年4月5日，7天净，量、色可，有少量血块，无痛经。舌暗红，苔水滑，脉弦滑。CA125 29.40U/mL。超声检查示左侧附件区囊实性包块29mm×23mm（考虑巧克力囊肿），子宫内膜厚约8mm。

处方：桂枝10g，茯苓20g，炒桃仁10g，牡丹皮15g，干姜3g，北柴胡10g，炒枳实10g，炒白芍30g，醋鳖甲15g，鸡内金20g，黄连6g，当归15g，虎杖10g，鬼箭羽10g，苦杏仁10g，肉桂3g。7剂，经后服。

桃仁10g，红花6g，川芎6g，当归10g，熟地黄10g，白芍10g，川牛膝20g，木香6g，益母草15g，瞿麦10g，北柴胡6g，枳实12g，大黄3g，全蝎3g。7剂，经期服。

辨治思路：患者服药后诸症消失，舌脉提示寒、热、湿夹杂，血瘀始终贯彻本病，故二诊方可削减利水、行气之力，去泽泻、昆布、川芎、陈皮，加黄连清热燥湿，肉桂温化寒湿，虎杖祛瘀消肿，鬼箭羽破血逐瘀。经期服用药物去柏子仁、冬瓜皮、车前子等安神、利水之品，加大黄、全蝎以增强散结通络之效。

六诊：2024年2月2日。患者两年后再次就诊，无经行腹痛，近半年月经量明显减少伴经色淡红。LMP2024年1月21日，量色较上月无异常，少量血块，无腹痛。舌暗红，苔水滑，舌下络脉迂曲，脉左沉细，右弦滑。CA125 34.40U/mL。彩超检查示子宫内膜厚约9.5mm，左侧卵巢内囊性暗区14mm×13mm。

处方：桃仁10g，红花6g，川芎6g，当归10g，生地黄10g，赤芍10g，川牛膝20g，木香6g，益母草15g，瞿麦10g，北柴胡6g，麸炒枳壳6g，玄参10g，丹参10g。5剂，经期服。

舒肝颗粒口服，每次1袋，每日3次。

辨治思路：患者经过治疗症状消失，于两年后复诊，仍未复发，且超声显示左侧卵巢内囊性暗区14mm×13mm，较前明显减小，但CA125有上升趋势，中药治疗有较好的疗效。非经期予舒肝颗粒治疗，舒肝颗粒是由《太平惠民和剂局方》丹栀逍遥散去生姜加香附而成的制剂，具有疏肝理气、散郁调经之功。经期予桃红四物汤加减继续巩固治疗，以防癥瘕积聚。

按语：患者左下腹间断疼痛，且经期加重，经量增多，有血块，结合舌脉，考虑为气滞湿瘀证，治疗以活血化瘀、行气止痛为原则，首诊选方以桂枝茯苓丸合血府逐瘀汤加减治疗。经行腹痛加重是内异症的典型表现，患者有经期腹痛加重症状，故经期予桃红四物汤加减治疗。

附　中英文术语对照表

英文缩写	中文全称
AMH	抗缪勒管激素
AFP	甲胎蛋白
BMI	体重指数
BBT	基础体温
CRP	C-反应蛋白
CEA	胚胎抗原
CA125	糖抗原125
CA199	糖抗原199
DOR	卵巢储备功能减退
E_2	雌二醇
FSH	卵泡刺激素
$G_1P_1A_1$	孕1产1流1
HGB	血红蛋白
LH	尿促卵泡素
LMP	末次月经
P	黄体酮
PMP	前次月经
PRL	泌乳素
PCOS	多囊卵巢综合征
POI	早发卵巢功能不全
POF	卵巢早衰
T	睾酮